ANTONIO CORTÉS

CORRER

PASIÓN Y LOCURA

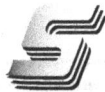

SELECTOR®
actualidad editorial

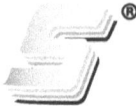

SELECTOR®
actualidad editorial

Doctor Erazo 120, Col. Doctores, C.P. 06720, México, D.F.
Tel. (01 55) 51 34 05 70 • Fax (01 55) 51 34 05 91
Lada sin costo: 01 800 821 72 80

Título: CORRER: PASIÓN Y LOCURA
Autor: Antonio Cortés
Colección: Superación personal

Diseño de portada: Socorro Ramírez Gutiérrez
Ilustración de portada: iStockphoto

D.R. © Selector, S.A. de C.V., 2014
    Doctor Erazo 120, Col. Doctores,
    Del. Cuauhtémoc,
    C.P. 06720, México, D.F.

ISBN: 978-607-453-204-3

Primera edición: junio 2014

Sistema de clasificación Melvil Dewey

610
C16
2014
        Cortés, Antonio
        Correr: pasión y locura / Antonio Cortés;
        Ciudad de México, México: Selector, 2014

        200 pp.

        ISBN: 978-607-453-204-3

        1. Actividades deportivas. 2. Ciencias aplicadas.
        3. Higiene general, higiene personal.

Consulta nuestro aviso de privacidad en www.selector.com.mx

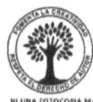

A mi familia por todo su apoyo.
A los miles de corredores anónimos
que, con su presencia, hacen que
los eventos sean una fiesta.
A la vida porque, desde el primer
minuto de mi existencia, me ha colmado
de instantes felices.

Agradecimientos

Antes que nada, quiero dar las gracias a todos los lectores de mi libro *Correr 100 maratones: gusto, juego y adicción*. Ellos, con sus motivadores comentarios, me han dado ánimo para escribir nuevamente.

Gracias también a mi amigo de toda la vida, Roberto Mares, quien se encargó de corregir y sugerir vocabulario y redacción. Es difícil plasmar en papel el pensamiento de un corredor, gracias a su desinteresada ayuda fue posible que naciera *Correr: pasión y locura*.

También quiero agradecer a mi tocayo Antonio Reyes, por haber capturado cientos de hojas, por momentos, indescifrables.

Doy las gracias a Raúl Flores, quien me proporcionó muchas de las fotografías que aparecen en este libro.

Finalmente, le agradezco a la vida por haberme dado tanto, y por permitirme, día con día, llenar mi alma de experiencias que le dan sentido a mi existir.

Índice

Prólogo

Entonces, cuando los griegos
hicieron polvo a los persas, todos gritaron:
"¡Corre, Filípides! ¡Tendrás tu recompensa!
Atenas se ha salvado gracias a Pan.
¡Ve y grítalo!"
Él arrojó su escudo,
y el campo entre Maratón y Atenas
fue recorrido por una saeta.
Al llegar, él anunció:
"¡Regocijémonos, hemos vencido!"
Como vino que se filtra en la arcilla,
la felicidad que fluía por su sangre
le hizo estallar el corazón: ¡el éxtasis!
Robert Browning

Seguramente, eso del "éxtasis" no le hubiera ocurrido a Filípides si antes hubiese leído el presente libro; por dos motivos, el primero es que se hubiera entrenado, de manera paulatina y racional, hasta alcanzar los niveles de fortaleza y técnica suficientes para asumir la difícil empresa con seguridad y alegría...; y en cuanto a la alegría encontramos el segundo motivo por el que se hubiese salvado: el juego.

Si hubiera corrido de forma menos dramática y comprometida, más lúdica, disfrutando de su propósito en vez de sufrirlo, otro gallo le hubiese cantado, y ése hubiera sido el gallo de la vida y no el de la muerte.

Pero, claro, este libro no se había escrito entonces (y ningún otro que hablara del deporte de correr) y él no tenía tiempo de entrenarse; simplemente alguien le ordenó: "¡Vete corriendo hasta el ágora de Atenas y anúnciales nuestra victoria!". Tal vez aquello "de vete corriendo", se le dijo de manera coloquial, como cuando se dice: "Vete volando a entregar esto". Si así se le hubiera dicho, Filípides no lo hubiese tomado de manera literal; pero cuando se le dijo "corriendo", pues él salió "corriendo", y así siguió durante más de 38 km de escarpado terreno, sin tener un instante de sosiego, animado por un espíritu heroico digno de mejor causa; porque, obviamente, no era necesario apresurarse tanto, el destino de su patria se había definido ya y una media hora más o menos no hubiera cambiado nada en la historia de Occidente, pero sí en la historia personal de Filípides, quien, de no haber caído muerto un momento después de pronunciar (seguramente con mucho atropello) la feliz noticia, no hubiera pasado a la historia, no se le estaría mencionando en este libro, tal vez no se le llamaría correo al "correo", y, por supuesto, nunca se hubiera establecido, con dignidad poética, la famosa carrera de Maratón.

Seguramente, al heroico corredor no le pasó por la mente la posibilidad de cumplir su deber de una manera flexible y personal, sin tanto dramatismo egóico y con más apego a ese sí mismo que también merece respeto y, sobre todo, amor. Por supuesto, la valoración y el cuidado del "yo", como lo más importante "para mí", no era un patrón reconocido en su cultura, en la que la energía de la vida era canalizada hacia la lucha y la competencia, y la trascendencia se elaboraba siempre a base de sufrimiento. Así se lograba expresar la "pasión del ego" y se obtenía una ficha bibliográfica y una estatua en algún rincón del ágora pública, donde la gente de siglos posteriores podía seguir admirándolo a uno, sobre todo si leía en el pedestal algo así como: "Éste se puso a correr y no se detuvo sino hasta que se le quebró el meollo del espinazo; y eso no lo hizo por sí mismo, sino por su patria".

Los héroes de la vida no tienen estatuas. Ciertamente tenemos ego y necesitamos sentir las mieles del triunfo, de la victoria, del éxito. Pero no hay que olvidar que la energía de la vida también corre por las arterias de la satisfacción personal, de la alegría y de esa forma de gozo que se obtiene haciendo algo bueno por sí mismo.

Eso es lo que más me gusta de este nuevo libro de Toño Cortés, quien, con su experiencia y lucidez, ha logrado el justo balance entre el esfuerzo y el gusto, entre el deseo de triunfar y el de sólo existir en un estado permanente de bienestar.

Es invaluable lograr objetivos, pero cuando ponemos toda nuestra voluntad en ello y nos olvidamos del disfrute cotidiano obtenemos una "obsesión de logro", que, con el tiempo, producirá el lamentable efecto de generar ansiedad y empobrecer nuestra vida, pues lo que hacemos diariamente no se cumple aquí y ahora, sino en un incierto futuro; como si viviéramos siempre hipotecando nuestro presente.

Después de todo, la vida no está en los "fines", sino en los "medios". Ése es el mensaje principal de este libro, y por eso es más valioso que cualquier "manual de excelencia", porque aquí "correr" no se maneja simplemente como un deporte, sino como una auténtica filosofía de vida, en la que se privilegia el sentido lúdico de esta actividad, como una forma de dar cauce a esa íntima y personal voluntad de ser más libres, menos ególatras y más felices.

Roberto Mares

Correr me permite ser tolerante,
me hace ser reflexivo y contemplativo,
me ilusiona, me brinda mejor calidad de vida
y me hace mejor persona para mí y para los míos.

Antonio Cortés Ávila

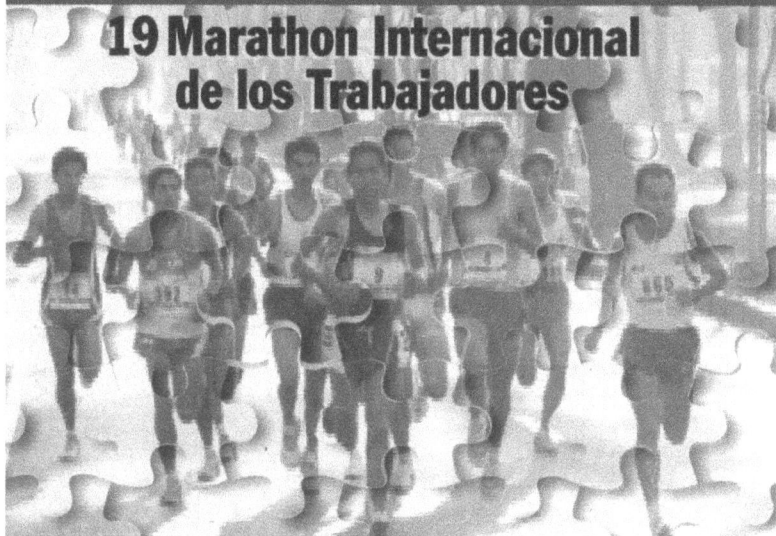

CONGRESO DEL TRABAJO

19 Marathon Internacional de los Trabajadores

RECONOCIMIENTO

Al: **C. ANTONIO CORTES AVILA**

Porque en nuestro evento corre su **Marathon número 100**, evidencia de su tenacidad y alto espíritu deportivo, que lo enaltece como un ejemplo para los mexicanos, ya que a través del deporte ha encontrado una forma de vida sana, además de fortalecer en gran medida sus propios valores humanos.

Abril 25, 2004

DIP. VICTOR F. FLORES MORALES
Presidente

Introducción

Me pregunto qué será más difícil: correr un maratón más o escribir un segundo libro. Mi respuesta tiene que ver con la actividad que generalmente realizo, que es correr.

Pero es claro para mí que soy más corredor que escritor, es más fácil participar en una y otra carrera, soportar la fatiga y el dolor; tener la satisfacción de llegar a la meta y sentir que soy un triunfador, que cuando dejo que mi pluma corra libremente a través del papel, expresando las ideas y vivencias de un hombre que le debe mucho a la maravillosa actividad de correr.

Sin embargo, mi vida ha estado siempre llena de retos, y escribir un segundo libro, muy a pesar de las críticas, es eso: un reto.

Cuando terminé de redactar *Correr 100 maratones: gusto, juego, adicción*, nunca pensé escuchar opiniones tan favorables: "Señor Cortés, me identifiqué mucho con su pensamiento", "Gracias por expresar en el papel los sentimientos del corredor", "Al leer algunas de sus reflexiones, me hicieron llorar"... Estos comentarios, y otras manifestaciones de reconocimiento, como los aplausos y las palabras de aliento durante una carrera, me han motivado para seguir adelante y compartir con mis compañeros mis primeras experiencias y mis inicios en el mundo de la carrera.

Sé muy bien que lo que escribo es mi sentir personal, pero éste se identifica perfectamente con el de miles de corredores que como yo corremos por el placer de divertirnos, como un reto personal; así que, en realidad, escribo para los millones de corredores anónimos que somos parte de la estadística, pero que sin nuestra participación difícilmente las carreras serían como ahora: una fiesta.

Deseo plasmar en el papel los sentimientos de todos los que con su sola participación ya se pueden llamar campeones.

En este libro comprenderás "por qué" y "para qué" correr; con él te podrás iniciar en esta actividad, como yo y millones de seres humanos en el mundo lo han hecho; y de algo puedes estar seguro, esta actividad ha cambiado la vida de muchas personas, y ha sido para bien. Correr por gusto, y como un juego, le dará sentido a tu vida

He desarrollado dos temas que se han tratado poco: "Civismo en el deporte de correr" y "Derechos del corredor".

Escribir este libro de la actividad que tanto me apasiona, pretende también crear conciencia en nosotros los corredores del respeto a la libertad y al espacio de los demás.

Por sugerencia de mis lectores, he incluido algunos temas que ya se abordaron en *Correr 100 maratones... gusto, juego, adicción*, con notas extras para mejorar y aclarar el contenido de los artículos.

Por lo anterior, sólo me resta dar las gracias a todos los corredores que, con su apoyo personal y como lectores, me animaron para escribir este nuevo libro, que he llamado *Correr: pasión y locura*. Estoy seguro de que les será de gran utilidad y los llevará por el maravilloso mundo de la aventura de la carrera.

¿Por qué debemos correr?

Vivimos en pleno siglo XXI, y todos los habitantes de las grandes ciudades estamos inmersos en espacios saturados de autos, asfalto, concreto, personas con prisa que van y vienen; contaminación y, últimamente, calentamiento global; hombres y mujeres nos movemos de un lado a otro; las actividades en las grandes metrópolis nos han convertido en seres insensibles y sin tiempo, sin fijar la vista en nada, y siempre con la necesidad de bienestar.

Hace muchos años, en Estados Unidos, un militar llamado Kennet Cooper diseñó un sistema de entrenamiento para todos aquellos que quisieran mejorar su estado físico.

Kennet creó un sistema a base de puntos y movimientos, fue una fortuna que los libros que escribió llegaran a México, despertando la conciencia del movimiento en los ciudadanos comunes y corrientes. Eran los años setenta y principios de los ochenta, y quienes leímos esos libros de *Aerobismo*, no sabíamos que esto sería el inicio de una actividad que contagiaría a miles de seres humanos en México y en el mundo. Otro más de aquellos hombres que fueron capaces de motivar fue el doctor George Sheehan, llamado también el *Filósofo de Correr*, quien con su pensamiento le dio una dimensión diferente a esta actividad. Correr dejó de ser un simple deporte para convertirse en una razón de ser.

Hace 30 años éramos muy pocos los que nos atrevíamos a correr por las calles, entre los coches; sí, éramos corredores urbanos.

Yo corría cuando estaba cansado de la rutina diaria del trabajo y, milagrosamente, adquiría más energía; corría cuando tenía un problema y siempre le encontraba solución; corría y me di cuenta de que mi ritmo cardíaco disminuía, dado que el corazón bombea más sangre oxigenada, y los músculos y otros órganos mejoran su funcionamiento.

Correr largas distancias causa que las grasas se transformen en energía, que disminuya nuestro peso corporal, y que mejore la respiración, debido al buen manejo del volumen de oxígeno, la eficiencia de nuestros pulmones mejora; y oxigenado, lleno de energía y desestresado es más fácil enfrentar las responsabilidades de la vida citadina.

Por otro lado, la presión arterial disminuye, ya que la velocidad del torrente sanguíneo aumenta al moverse por venas y arterias.

Físicamente cambiamos, nuestro cuerpo se ve más estético, bajamos de peso, nos sentimos bien y mejora nuestra autoestima.

Hoy en día, se puede ver u oír en la radio, la televisión o el internet que los doctores recomiendan "moverse". "Camine o corra para evitar la osteoporosis", aseveran. Eso es una razón más para correr.

Si somos fumadores o adictos a alguna bebida, estas costumbres desaparecen, ya que la sangre se oxigena, se descontamina, logrando que la necesidad del cigarro o el alcohol poco a poco desaparezca, por el simple hecho de correr…

Correr también nos enseña a comer alimentos nutritivos y de fácil digestión, es bueno comer y correr para quemar los excesos de grasa; además, nos podemos dar el lujo de comer tacos o tamales, pero sin dejar de correr para evitar el sobrepeso.

Éstas y muchas otras razones podríamos aducir para que la invitación a correr quedara plenamente justificada. Sobra decir que, como todo en la vida, lo más difícil es el principio, pero cuando comencemos a movernos, a caminar, a trotar y a correr, en ningún momento nos sentiremos decepcionados.

¡Millones de seres humanos no pueden estar equivocados!, así que, sin pensarlo más, ¡ponte un par de tenis, un *short* y una playera, y sal a correr, para experimentar el maravilloso sentimiento de la libertad!

Correr: pasión y locura

Federico Reyes Heroles dice, en su libro *El abismo*, que en este mundo, y especialmente en México, falta pasión por lo que hacemos, esa entrega total y apasionada que me recuerda al maestro Pepe Alameda cuando hacía la crónica de una corrida de toros; apasionada entrega, eso es lo que hacemos nosotros los corredores: nos entregamos completamente al correr; el espacio, la ruta, el parque, la montaña y nosotros mismos, todo se confunde hasta convertirse en una unidad, como sucede en el amor. Así es como yo entiendo el deporte de correr; sólo me dejo llevar, me entrego apasionadamente. ¿Cuánto tiempo?, la verdad no lo sé, ni me interesa, lo único que me importa es el momento, disfrutar, experimentar la libertad, sentir palpitar mi corazón, haciéndome consciente de que estoy vivo; cuando corro me siento auténticamente yo, el que se ha regalado tiempo, el que sabe muy bien que no puede ser de otra forma. Al correr he encontrado una satisfacción que me llena de vida y me hace valorar lo que soy y lo que tengo.

Esta manera de entender y sentir la carrera puede no comprenderse bien todavía, ya que la mayoría de los habitantes de México no logra esa satisfacción y eso hace que me consideren un loco, lo cual por un lado es mentira, pero por otro es verdad, sobre todo si consultamos la definición de "locura" en el *Diccionario de la lengua española*: "Exaltación por algún afecto u otro incentivo".

Y que mejor incentivo que correr arropado por los bosques milenarios, en amena plática con los amigos, viendo caer las hojas de los árboles, corriendo por entre el claroscuro que se da cuando los rayos del sol se filtran entre las ramas de los árboles. "¡Qué lastima que esto tan simple, pero tan estimulante, sea para tan pocas personas!", —me digo.

Reír y contemplar el vuelo de las aves, para, al final, compartir con los amigos un buen trago y unas ricas quesadillas, disfrutar el momento, haciendo algo inútil para muchos, que no han entendido que "el movimiento es vida". Si correr me brinda tantos beneficios físicos y mentales, no me importa que sea un loco... ¡Maravillosa locura que nunca dejaré!

El inicio:
caminar, trotar y correr

¿Cómo debo iniciarme para correr? Es una buena pregunta que trataré de contestar. En este siglo XXI, y viviendo en las grandes ciudades, es una obligación del ser humano realizar una actividad que ponga en movimiento su cuerpo, y, por lo tanto, la sangre que circula por venas y arterias se mueva más rápido. Pero la condición principal, sin la cual no se puede uno iniciar en esta maravillosa actividad de correr, es simplemente el gusto por hacerlo.

Cuando yo me inicié, lo primero que hice fue caminar a un ritmo de 9 o 10 minutos cada kilómetro, durante media hora. Al principio caminaba solo, pero después supe que a muchos amigos también les gustaba esa actividad: caminar-platicar-comunicar... Todo eso hace que nuestra vida en movimiento sea más placentera, día a día, hasta que nuestro cuerpo-mente nos indique y casi nos obligue a realizar esta actividad, que se convierte en un hábito.

Después de 2 o 3 meses de caminar constantemente, tuve una nueva inquietud: ¿Cómo debo trotar?

Caminar, según el *Diccionario de la lengua española*, es avanzar sin saltar; y trotar es avanzar más rápido dando pequeños saltos. Así que me decidí a "trotar", y lo que marcó la diferencia fue el tiempo en el que recorría un kilómetro, trotando tardaba 8 minutos para avanzar un kilómetro. No fue fácil, lo reconozco; en especial me costó trabajo decidirme a buscar un tiempo en el diario ajetreo citadino; sin embargo, cuando terminaba mis sesiones diarias de media hora, al dirigirme a casa, simplemente me sentía satisfecho y en paz.

Caminar, trotar y correr..., bien me lo decían, todo era cuestión de empezar. El lugar era lo de menos, poco a poco me fui adaptando a las condiciones de mi realidad y me di un espacio en mi vida para hacer aquello que tanto me gustaba. Así, sin darme cuenta, me hice un gran regalo, que consistía simplemente en un tiempo para mí, ese regalo que todos deberíamos otorgarnos; recordaba aquellas palabras de mi amigo Raúl Barba quien decía: "Estamos empeñados en muchas obligaciones para los demás, pero el muñeco, ¿cuándo?" Ya era justo darme tiempo, yo sentía que eso me daba felicidad, y ésta me hacía mejor persona. Sí, eso debía ser yo y el tiempo que me regalaba me haría mejor.

Finalmente, después de 6 meses de caminar y trotar, llegó el momento de correr. 6 o 7 minutos por kilómetro eran para mí la diferencia entre trotar y correr. Correr resonaba en mi mente una y otra vez, ahora ya era "un corredor", y orgullosamente lo decía a familiares y amigos, algunos no daban crédito a lo que ocurría conmigo y sólo decían: "Estás loco". Yo lo oía y me quedaba pensando que, en realidad, esa broma o reproche no tiene sentido en la actualidad, pues somos millones de hombres y mujeres en todo el mundo los que corremos, y eso nos hace diferentes: somos Quijotes del siglo XXI.

Entonces, me fui integrando al ambiente de los corredores y los escuchaba decir: "La próxima semana voy a correr un 5", "Dentro de 15 días voy a correr 10 kilómetros". ¿Por qué fijarse esas metas y comentarlas como si fueran eventos establecidos? Pronto me di cuenta de que correr, como cualquier actividad humana que divierte y beneficia, también reúne a mucha gente, y eso no puede pasar inadvertido para la mercadotecnia, así que varias empresas que fabrican implementos deportivos o alimentos y bebidas, lo mismo que los medios de comunicación, vieron en el mundo de los corredores un amplio mercado, y ellos fueron los primeros en organizar eventos masivos, que originalmente surgieron en Estados Unidos y Europa; pero México no se podía quedar atrás, aquí también, a finales de los años setenta, comenzaron a realizarse competencias públicas y abiertas a todo mundo, y esto era bastante novedoso.

Yo era uno de esos corredores y, diariamente, ya como parte de mi vida, programaba un tiempo para mí y me iba a correr a un jardín, una pista, o la calle misma era suficiente para lanzarme al movimiento. En algún momento me sentí listo para participar en un evento oficial; algo que no fuera demasiado comprometido, 5 kilómetros serían suficientes para comenzar. Sí, estaba decidido, solo o acompañado, correría un "cinco mil", como generalmente se le dice a esta distancia en el argot de los corredores.

La primera vez

"**M**añana correré mi primer cinco mil", me lo digo una y otra vez. "Sé que estoy preparado y lo lograré. Si yo no creo en mí, ¿quién va a creer?"

Recuerdo muy bien que cuando mis amigos me invitaron para iniciarme en este deporte, nunca pensé que algún día estaría bajo la manta de salida de una carrera oficial. Ya sabía la fecha; mis compañeros de trabajo, mis amigos corredores y mis familiares se contagiaban de mi entusiasmo; poca se me hacía la gente a la que le había dicho y que quería que supiera que participaría en una carrera de 5,000 metros de ruta. Tuvieron que pasar 9 meses para atreverme a enfrentar el reto de los 5 km; meses en los cuales, partiendo de cero, día con día, fui avanzando en mi entrenamiento.

Habían quedado en el olvido aquellas preguntas que me hacía: "¿Por qué correr? ¿Correr yo? ¿Correr? Si no soy caballo". Sin embargo, a unas horas de ser parte de la estadística del mundo de los corredores, y con mi playera y número oficial en mis manos, me daba cuenta de que la decisión de iniciarme en este deporte había sido muy acertada, ciertamente, vencer la resistencia inicial y todo el esfuerzo posterior habían valido la pena, pues me sentía otra persona, que había conquistado un espacio para ser yo mismo y el entrenamiento diario me había permitido valorar más lo que soy y lo que tengo.

Después de ir por mi paquete, la tarde transcurrió de manera normal: familia, amigos, novia, amante...

Me lo han dicho muchas veces y también lo he leído: en cuestión de alimentos, debo desayunar, comer y cenar lo que estoy acostumbrado, sólo debo cenar temprano algo que sea de fácil digestión y no excederme en beber líquidos para evitar interrumpir el sueño para ir al baño.

Antes de ir a la cama, reviso con todo cuidado el recorrido: son calles que conozco, muchas veces las he transitado en mi coche, en bicicleta o en transporte público, veo y anoto la hora y el lugar de salida, a la vez, pongo a tiempo el despertador, quiero estar por lo menos una hora antes para registrarme y evitar aglomeraciones.

El mapa del recorrido también señala que a los 2.5 km habrá un puesto de abastecimiento, donde los participantes podemos tomar agua o alguna bebida tonificante, por último, también el mapa nos dice que cada kilómetro está señalado; esto para mí es muy importante, pues así podré correr "a ritmo" como me lo han dicho muchas veces.

En una silla coloco mis tenis, que desde luego no son nuevos; mis calcetas limpias, la playera con mi número oficial, el chip bien sujeto a las agujetas de mis tenis, gorra, un poco de dinero y vaselina, para lubricar bien las partes de rozamiento en mi cuerpo.

Entonces pienso que mañana, cuando cruce la meta, me sentiré un triunfador, porque fui capaz de superar todas mis dificultades, todos mis dolores, mis miedos... No tuve duda alguna, siempre pensé que podía lograrlo, ya que tuve confianza en mí mismo.

Estoy despertando de un sueño no muy relajante, los pensamientos me asaltaban uno a otro, fue una noche de duermevela. Con el pensamiento muy claro, dirijo mis pasos hacia la salida, mi familia duerme pero yo voy a lo mío. En unos minutos estoy frente a la manta de salida dispuesto a cumplir con mis objetivos, mismos que sólo yo he buscado; sé que después de terminar con mi primera carrera seré otro, siempre dispuesto a enfrentar nuevos retos.

Programas de 5 km

Los programas que a continuación te presento son producto de mi experiencia durante 32 años como corredor, mismos que yo utilicé en un principio. Recuerda que no soy ni récord mexicano ni mundial, ya que la mayoría de los programas de esta distancia generalmente los recomienda un *recordman* y nosotros sólo somos personas que no vivimos del deporte pero lo practicamos por diversión, es por eso que para correr 5 km solamente necesitamos resistencia para trotar o correr durante 40 minutos; cuando queremos hacer menos tiempo, utilizamos otras técnicas de entrenamiento como correr un 5 km en 25 o 20 minutos.

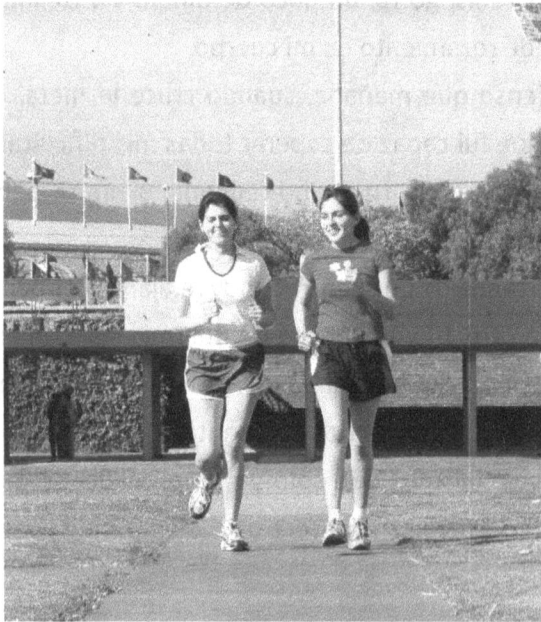

Nandadevi y Edelweiss Cortés en un trote placentero,
en Ciudad Universitaria.

Programa para caminar y trotar (el inicio)

Semana	Lunes	Martes	Miércoles	Jueves	Viernes	Sábado	Domingo
1	C	C	C	C	C	C	C
2	C	C	C	C	C	C	C
3	C	C	C	C	C	C	C
4	C	C	C	C	C	C	C
5	T	T	T	T	T	T	T
6	T	T	T	T	T	T	T
7	T	T	T	T	T	T	T
8	T	T	T	T	T	T	T

1. Las dos primeras semanas, camina ½ hora a 10 u 11 minutos por km.

2. Las dos siguientes semanas, camina ½ hora a 9 o 10 minutos por km.

3. Las semanas 5 y 6, trota a 8 minutos por km, durante 20 minutos (inicia con 5 minutos de caminata).

4. Las semanas 7 y 8, trota a 7 minutos 30 segundos por km, durante 20 minutos (inicia con 5 minutos de caminata).

5. Recuerda que debes calentar, lo puedes hacer moviendo brazos y piernas, durante 5 o 10 minutos.

Este programa te permitirá acostumbrarte a caminar y trotar; antes de iniciar, camina y trota muy lentamente y después al ritmo que te pide el programa.

Programa de 5 km en 40 minutos

Semana	Lunes	Martes	Miércoles	Jueves	Viernes	Sábado	Domingo
1	30'	40'	30'	40'	30'	-	45'
2	30'	40'	30'	40'	30'	-	45'
3	30'	40'	30'	40'	30'	-	45'
4	30'	40'	30'	40'	30'	-	45'
5	40'	50'	40'	50'	40'	-	55'
6	40'	50'	40'	50'	40'	-	55'
7	40'	50'	40'	50'	40'	-	55'
8	40'	50'	40'	50'	40'	-	Carrera

1. Los días que son de ½ hora, trota a 8 minutos por km.

2. Los días que son de 40 y 45 minutos, trota a 8 minutos 30 segundos por km.

3. Los días de 50 minutos, trota a 8 minutos por km.

4. Los días de 55 minutos trota, a 8 minutos 30 segundos por km.

Este programa te da fortalecimiento y te prepara para la distancia de 5 km.

Los sábados pueden cambiar por otro día de descanso activo (otro tipo de movimiento).

Recuerda que debes calentar (preparar) músculos y articulaciones con elasticidad o mover el cuerpo lentamente, durante unos minutos (10 antes y después para calentar y enfriar).

Programa de 5 km en 30 minutos

Semana	Lunes	Martes	Miércoles	Jueves	Viernes	Sábado	Domingo
1	30'	40'	30'	40'	30'	-	45'
2	30'	40'	30'	40'	30'	-	45'
3	30'	40'	30'	40'	30'	-	45'
4	30'	40'	30'	40'	30'	-	45'
5	50'	50'	40'	50'	40'	-	55'
6	50'	50'	40'	50'	40'	-	55'
7	50'	50'	40'	50'	40'	-	55'
8	50'	50'	40'	50'	40'	-	55'

Para las primeras 4 semanas

1. Lunes, miércoles, viernes y domingo, corre a 7 minutos por km.

2. Martes y jueves, los primeros 10 minutos, a 6 segundos 30minutos por km; los siguientes 10 minutos a 6 minutos por km y los últimos 10 minutos nuevamente a 6 minutos 30 segundos por km, 5 minutos antes y después para calentar y enfriar.

Para las últimas 4 semanas

1. Lunes, miércoles, viernes y domingo, corre a 7 minutos por km.

2. Martes y jueves, los 10 primeros minutos a 6 minutos por km, 15 minutos a 5 minutos 30 segundos o 5 minutos 45 segundos cada km y los últimos 15 minutos a 6 minutos por km, 5 minutos antes y después para calentar y enfriar.

Recuerda que, antes y después, debes calentar lentamente los músculos, articulaciones, ligamentos, etcétera.

Programa de 5 km en 25 minutos

Semana	Lunes	Martes	Miércoles	Jueves	Viernes	Sábado	Domingo
1	1 h	40'	1 h	40'	1 h	-	1 h 15'
2	1 h	40'	1 h	40'	1 h	-	1 h 15'
3	1 h	40'	1 h	40'	1 h	-	1 h 15'
4	1 h	40'	1 h	40'	1 h	-	1 h 20'
5	1 h 10'	30'	1 h 10'	30'	1 h 10'	-	1 h 20'
6	1 h 10'	30'	1 h 10'	30'	1 h 10'	-	1 h 20'
7	1 h 10'	30'	1 h 10'	30'	1 h 10'	-	1 h 20'
8	1 h 10'	30'	1 h 10'	30'	1 h 10'	-	1 h 20'

Debes correr a 5 minutos por km.

1. Martes y jueves, de las primeras 4 semanas, los 15 minutos iniciales y los 15 minutos finales, corre a ritmo de 5 minutos 30 segundos por km. Los 10 minutos intermedios a 4 minutos 45 segundos o 5 minutos por km.

2. Fortalecimiento: lunes, miércoles, viernes y domingo, corre a 5:45 segundos 6 minutos por km.

3. Martes y jueves de las últimas 4 semanas, los 10 minutos iniciales y los 10 finales, a 5 minutos 30 segundos y los 10 minutos intermedios a 4 minutos 45 segundos.

4. De la 4a a 8a semanas, lunes, miércoles, viernes y domingo, corre a 5:40 segundos por km.

5. Inicia el entrenamiento haciendo una caminata de 5 a 10 minutos.

6. Recuerda hacer los ejercicios de estiramientos, antes y después.

Programa de 5 km en 20 minutos

Semana	Lunes	Martes	Miércoles	Jueves	Viernes	Sábado	Domingo
1	8 km	4 x 200	8 km	4 x 400	8 km	DA	12 km
2	8 km	6 x 200	8 km	6 x 400	8 km	DA	12 km
3	10 km	2 x 800	10 km	8 x 400	10 km	DA	14 km
4	10 km	2 x 800	10 km	8 x 400	10 km	DA	14 km
5	6 km	10 x 200	12 km	2 x 1000	6 km	DA	16 km
6	6 km	10 x 200	12 km	2 x 1000	6 km	DA	12 km
7	8 km	5 x 200	12 km	4 x 400	8 km	DA	12 km
8	6 km	5 x 200	6 km	5 x 200	6 km	DA	5 km 20'

Semanas 1 a 2

1. Lunes, miércoles y viernes, corre a 5 minutos por km.
2. Domingo, corre entre 5 y 5:30 por km.
3. Los intervalos de 200 a 48 segundos y los de 400 a 1 minuto 36 segundos.

Semanas 3 a 4

1. Lunes, miércoles y viernes, corre a 5 minutos por km.
2. Domingo, corre entre 5 y 5:30 por km.
3. Los intervalos de 800 a 3 minutos 12 segundos, y los de 400 a 1 minuto 36 segundos.

Semanas 5 a 6

1. Lunes y viernes, corre entre 4:30 y 5 minutos por km.
2. Miércoles, corre a 5 minutos por km.
3. Domingo, corre a 5 minutos por km.
4. Los intervalos de 200 a 45 segundos, y los de 1000 a 4 minutos.

Semanas 7 a 8

1. Lunes, miércoles y viernes, corre a 5 minutos por km.
2. Los intervalos de 200 a 40 segundos, y los de 400 a 1 minuto 30 segundos.
3. El domingo de la semana 7, corre a 5 minutos por km.

Ritmo en 5 km

Min × km	1 km	2 km	-	3 km	5 km
4	4 min	8 min	12 min	16 min	20 min
4.5	4.5 min	9 min	13.5 min	18 min	22.5 min
5	5 min	10 min	15 min	20 min	25 min
5.5	5.5 min	11 min	16.5 min	22 min	27.5 min
6	6 min	12 min	18 min	24 min	30 min
6.5	6.5 min	13 min	19.5 min	26 min	32.5 min
7	7 min	14 min	21 min	28 min	35 min
7.5	7.5 min	15 min	22.5 min	30 min	37.5 min
8	8 min	16 min	24 min	32 min	40 min

Correr o trotar es fácil cuando te preparas para hacerlo, y nada ni nadie impedirán que logres tus objetivos.

Rápido o lento, pero siempre seguro de que llegarás a ritmo como un campeón.

Si a la mitad del camino te ofrecen agua, aprovecha el tiempo para caminar si lo necesitas, en caso contrario, sin parar, toma un trago y sigue adelante.

Anota en una tela adhesiva los tiempos del ritmo para el cual te preparaste.

Recuerda que es sólo una sugerencia 'checar' cada kilómetro para que corras a buen ritmo.

Consejos para después de correr

1. Al cruzar la meta no pares, sigue caminando.
2. Evita que el personal de servicio médico te detenga (si no lo necesitas).
3. Camina 5 o 10 minutos antes de un masaje.
4. El hielo o el agua fría en las piernas ayudan a la circulación y al pronto restablecimiento.
5. Recuerda hidratarte; un refresco de cola o un jugo de fruta siempre son buenos antes de una cerveza.
6. Si llegas mareado a la meta solicita ayuda médica, podrías tener problemas de presión, deshidratación, azúcar, etcétera.
7. Un baño con agua caliente y después agua fría en las piernas te ayudará a recuperarte.
8. Come alimentos de fácil digestión; deja las carnes para más tarde.

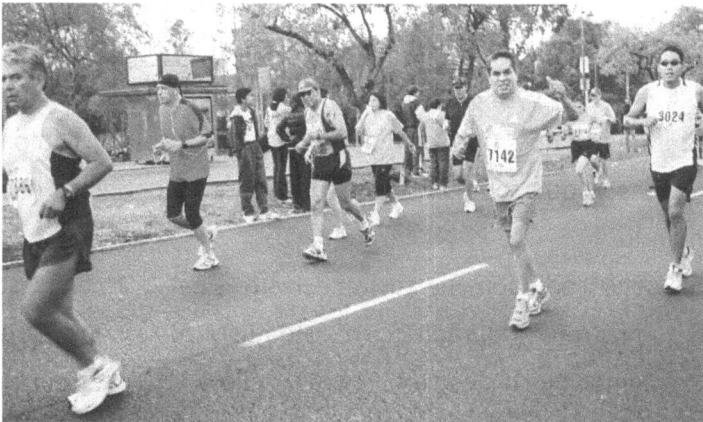

Poncho, en la Carrera del Día del Padre.
Miles de corredores en el mundo entero no podemos estar equivocados.

Gusto, juego y adicción

Todos recordamos con gusto cuando sonaba el timbre, la chicharra o la campana anunciando la hora del recreo; más pronto que rápido estábamos en el patio de la escuela.

Para la mayoría de nosotros, el recreo era juego, movimiento; por una hora nos olvidábamos de la pasividad del salón de clases, de estar sentados por horas, siempre en espera de ese mágico momento: ¡el recreo!

Ser niño, vivir el instante, el aquí y el ahora, despreocupado y sin responsabilidad, siempre haciendo de la vida un juego, eso que los adultos no entienden, jugar por siempre, sin tomar en serio la vida, disfrutando cada momento como si fuera el último, soñar, y nunca dejar de hacerlo, eso es ser niño, el niño que corre por minutos o por horas en las calles, en parques o en la montaña; regalándose tiempo, corriendo y buscando la satisfacción personal y, ¿por qué no?: la perfección, algo que ya no se dice, pero que es la llave de todas las cosas importantes de la vida.

Correr como un juego, recordando el recreo de la infancia y el gusto por la diversión y la necesidad de estar en paz. Correr y comunicarse con familiares, amigos y compañeros de aventuras; ir más allá en la reflexión, encontrándonos a nosotros mismos, olvidando envidias y compasiones, ya que somos lo que somos y ahora, difícilmente, podemos hacer algo por cambiarlo.

Gusto, juego y adicción, me gustan estas tres palabras, por sí solas me dicen lo que correr ha logrado en mí. ¡Me gusta correr!, me siento bien, disfruto el tiempo que le dedico a esta maravillosa actividad, porque es un juego que me distrae y me permite convivir conmigo mismo y con otras personas, así que esto es un juego individual y social.

La combinación entre el "gusto" y el "juego" han creado en mí una especie de "adicción". Hoy, después de tantos años de correr en diferentes lugares y terrenos, sé que no puedo dejar esta actividad, pues me sentiría mal, mi carácter cambiaría, estaría angustiado por no poder hacerlo. Sí, lo reconozco, soy un adicto; pero mi adicción me ha permitido valorar lo que soy y lo que tengo, ha mejorado mi autoestima, estoy satisfecho conmigo mismo y eso se nota y se contagia, mi familia lo sabe y lo siente.

Así pues, correr por gusto, como un juego, e incluso como una adicción positiva, son la clave para una vida placentera que se consigue con mucha facilidad, con el simple hecho de calzarnos un par de tenis, ponernos un *short*, una playera, y salir a correr con libertad.

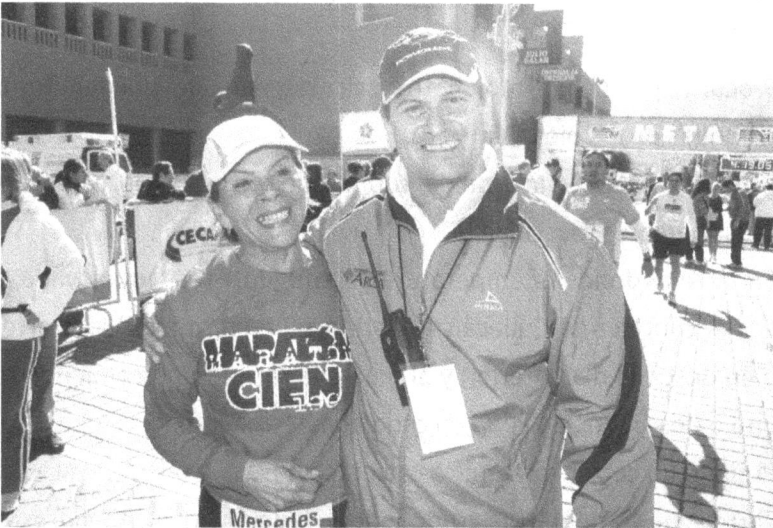

Meche Morales, la primera mujer en llegar a los 100 maratones, acompañada de Gerardo Cervantes, director del maratón de Monterrey. Rubén Chávez, de Aguascalientes, es otro deportista que llegó a los 100 maratones.

Recomendaciones durante la carrera

1. Bebe un trago de agua a la vez, déjalo pasar y, después, toma otro.
2. Si nos has aprendido a tomar agua corriendo, debes detenerte para no ahogarte.
3. No bebas varios tragos a la vez.
4. Debes masticar perfectamente bien y sin prisa (fruta, gel, miel, entre otros), y tomar mucha agua.
5. Evita correr con un dulce o chicle en la boca, podrías tener serios problemas.
6. Procura que no se mojen tus calcetas, ya que pueden formarse ampollas en los pies.
7. Evita que te mojen la espalda, sobre todo con agua fría, esto te puede causar dolores musculares.
8. En carreras donde la temperatura del ambiente sea muy elevada, como en Cancún, Mérida, Culiacán, Mazatlán, etcétera, debes hidratarte muy bien desde el día anterior; y el día de la carrera te recomiendo tomar uno o dos tragos de agua en cada abastecimiento.
9. Procura no correr con tenis o calcetas nuevas.
10. Correr una competencia crudo y desvelado, puede ser peligroso para tu salud.

Entrenamiento

Entrenar, de acuerdo con el *Diccionario de la lengua española*, significa "preparar o adiestrar a una persona para hacer una actividad". Para nosotros esa actividad es correr. Yo, llamo al entrenamiento "el laboratorio del corredor". ¿Por qué? Porque en un laboratorio un científico entremezcla sustancias para obtener nuevos productos o constantemente está haciendo pruebas buscando mejoras en alimentos, medicinas, materiales, etcétera.

Cuando los corredores entrenamos, día con día, preparamos nuestro cuerpo para la acción; músculos, articulaciones, ligamentos, corazón, etcétera, poco a poco todos se convierte en órganos más eficientes; nuestro aparato cardiorrespiratorio procesa mejor el oxígeno necesario para el buen funcionamiento de las células.

Cuando entrenamos, aprendemos en carne propia los llamados procesos anaeróbico y aeróbico; es decir, si corres de manera que puedes mantener una plática natural con un compañero, quiere decir que estás corriendo en forma aeróbica; pero si aceleras el paso del tal manera que tu respiración y pulso aumentan y no puedes ni platicar por lo agitado que estás, experimentas un proceso anaeróbico.

Entrenar significa preparar o adiestrar. La mayoría de los corredores aficionados, no profesionales, que sólo buscamos una mejor calidad de vida, debemos aprovechar los entrenamientos para mejorar nuestra actividad.

A continuación, te presento algunos puntos importantes que podemos aprender durante el entrenamiento.

1. Aprende a tomar agua corriendo, pasa un trago y después otro, practícalo.
2. Aprende a respirar con el abdomen, esto te permitirá tener mayor capacidad pulmonar.
3. Aprende a reconocer los tenis más cómodos y los tines que no te causan ampollas.
4. Aprende a correr a ritmo, cada kilómetro al mismo tiempo.
5. Aprende a identificar los alimentos que te caen bien o mal antes de la carrera.
6. Aprende a reconocer las zonas del cuerpo donde te rozas y no olvides protegerlas.
7. Aprende a correr con mochila o guantes para que no te estorben el día que sea necesario.
8. Aprende a hacer intervalos, esto mejora tu ritmo y velocidad.
9. Aprende a dosificar la ingesta de líquidos y sólidos para evitar problemas a media carrera.
10. Aprende a preparar todas tus cosas antes de la carrera y mide tu tiempo.

Cuando entrenamos aprendemos a tener voluntad para hacer aquello que nos gusta, esto lo saben bien los madrugadores.

Métodos, programas, velocidad y muchas cosas se adquieren con disciplina. Un buen entrenamiento crea a un triunfador, si entrenamos no tenemos pretexto para salir derrotados en la carrera o con nosotros mismos. Así pues, el entrenamiento es el "laboratorio del corredor".

Calentamiento

El tiempo de calentamiento muscular y de articulaciones es directamente proporcional a la edad, esto significa que un joven necesita menos tiempo para que sus músculos y articulaciones estén preparados y listos para iniciar el juego de correr. Una persona adulta o adulta mayor requerirá de más tiempo para "calentar motores".

El funcionamiento de los órganos y la creación y renovación de tejido en un joven crean músculos y articulaciones más flexibles, la elasticidad en los jóvenes y niños se nota, ya que "se doblan" fácilmente y pueden salir corriendo "a gran velocidad" partiendo de cero y no pasa nada. Ellos dejan de hacer ejercicio unos días o meses y, cuando regresan, en poco tiempo están nuevamente al cien por ciento.

Los adultos y adultos mayores, *masters* y veteranos debemos ser conscientes de que, con el paso de los años, nuestro cuerpo sufre cambios, porque hemos vivido mucho, y pensar que éste va a reaccionar como el de un joven es una tontería.

Antes de iniciar una sesión de entrenamiento o carrera oficial, es necesario preparar músculos y articulaciones, esto hasta los animales lo hacen, sólo basta ver a un perro o gato cuando se despierta, lo primero que hace es estirarse. Una lesión puede ser producto de un calentamiento deficiente.

Caminar es lo más simple para iniciar porque aceleramos el ritmo cardíaco basal y la sangre comienza a distribuirse por todo el cuerpo.

Caminemos, entonces, moviendo los brazos hacia arriba y hacia abajo, haciendo círculos y moviéndolos a los lados. Recuerda que cuando corremos todo el cuerpo está funcionando.

Caminemos levantando una rodilla y después la otra a la altura de la cintura. Giremos la cintura con los brazos extendidos, en un sentido y otro.

Caminemos sobre las puntas de los pies, 20 metros, y después sobre los talones la misma distancia.

Al trotar suavemente durante 5 minutos, poco a poco, el ritmo cardíaco se va elevando.

Te sugiero realizar algunos ejercicios de elasticidad, los que tú conozcas o los que yo te recomiendo.

Trota lateralmente, en un sentido y otro, este ejercicio ayuda a calentar ligamentos y tendones de las rodillas.

Recuerda que el calentamiento es fundamental para correr, todo aquello que te haga moverte despacio y después más rápido te será útil antes de correr.

Las "pomadas mágicas" dilatan los vasos sanguíneos y, de esa forma, la sangre fluye rápidamente, acelerando el calentamiento.

Yo, en particular, pocas veces uso esas pomadas, prefiero siempre calentar con movimiento.

¿Correr o no correr?

He aquí el dilema: correr o no correr... No hace mucho tiempo, tal vez 4 o 5 minutos, apagué el despertador; he dormido profundamente y no quisiera despertar ni levantarme; de pronto, escucho un fuerte sonido: "riiinnng", el reloj ha recobrado su vigor, se ha repuesto de su letargo, de su pausa, y aquí está de nuevo, cumpliendo con su deber, por el que fue hecho y después fue comprado. Despertar al hombre, a la mujer, al niño o al anciano. Sí, el despertador: infalible y sin sentimientos, a él no le importa si dormí bien o mal, ¡no!, él cumple órdenes, porque es un androide.

Después de este sesudo razonamiento, entre dormido y despierto, nuevamente apago el reloj y me acomodo para dormir otro ratito; al buscar en qué posición puedo conciliar el sueño, siento a mi pareja y eso me reconforta, me hace sentir bien, siento amor.

Por momentos recuerdo aquella frase shakesperiana: "Correr o no correr", y me dejo llevar por el placer del sueño, del descanso, de lo tibio de mi refugio, del amor. Afuera está lloviendo —pienso—, hace frío; allá no está el calor de la pareja, sino la oscuridad de la noche, el esfuerzo, el sacrificio. ¿Por qué? ¿Qué caso tiene? ¿Valdrá la pena el sacrificio del cuerpo para beneficio del alma? Vuelvo a tomar la posición fetal, me siento en el seno materno, protegido y en paz, el tiempo pasa y aún no decido qué hacer. Como un eco lejano escucho el ruido de los vehículos; algunas aves reconocen que el amanecer está próximo y se dejan ver. Penumbra y dormitar, reconocer sonidos y dormir, pero nuevamente escucho ese sonido: "riiinnng". "Tercera llamada, tercera llamada, comenzamos"... Y sí, en efecto, comienza la función, he recordado que correr es jugar, es placer; alisto *short*, playera y tenis. Aún no amanece, pero eso no importa, compartiré con la oscuridad de la noche el placer de correr, reconfortante por la tarde o en la noche, siempre renaciendo y encontrando respuestas.

En las casas, hombres y mujeres duermen... Yo camino por los pasillos y las escaleras de la mía rumbo a la salida, estoy dejando atrás mi "no ser"; mi gusto por el juego y el placer que siento me dan fuerza y energía para levantarme. Sé que no podía haber sido de otra forma; he aprendido a nacer día con día; soy un moderno guerrero que se enfrenta al mundo con sus propias armas, un par de tenis, un *short* y una playera; armas ligeras que me permitan poder volar con libertad y ser lo que quiero ser: un hombre del siglo xxi que entiende que jugar es convivir y reír, dejando salir al niño que todos llevamos dentro, corriendo por calles, callejones o parques públicos.

Por fin estoy saliendo de casa, el viento fresco del amanecer me hace sentir bien, veo de izquierda a derecha, la decisión es mía, inicio con un trote muy lento, no tengo prisa ni poco o mucho tiempo. Caminaré, trotaré o correré a lo largo de calles o avenidas, en parques o jardines; iluminado por la aurora disfrutaré del hoy y el ahora; estaré en movimiento, meditaré, entendiendo mi vida y mis problemas; solo o acompañado practicaré mi deporte en la calle, en la ciudad y en el mundo. Me siento tan importante como todo lo que existe en el universo..., y mañana, nuevamente, cuando suene el reloj despertador, discutiré conmigo mismo los ¿porqué? y ¿para qué? Sé muy bien qué resultará vencedor; estando aquí o en otro lugar, en un diálogo permanente con el cosmos.

Mi primer 10

¿**M**e atreveré a correr 10 km? Era una inquietud que desde hace varios días me daba vueltas en la cabeza. No era yo el único de todos mis amigos que estaba en la misma situación, ya sea por teléfono, en el trabajo o en la pista donde corría, siempre surgía la pregunta: "¿Ya corriste un 10? ¡Atrévete!, no pasa nada, es una experiencia única, es como el rompimiento de las barreras de lo común y de lo cotidiano". A otros los oía decir: "Quien corre un 10 ya puede hacer todo". Y unos me decían: "Si eres capaz de correr un 10, tarde o temprano podrás correr un 21, y, después, la maratón".

Palabras, palabras y más palabras que me inquietaban, pero también me estimulaban sembrándome la semilla de la curiosidad, de la necesidad de experimentar aquello.

Tres o cuatro veces había corrido 5 km, y me sentía satisfecho; sin embargo, no lo voy a negar, cuando terminé el último 5 y vi que los corredores de 10 km seguían corriendo, sentí mucha envidia. Pero ese día decidí atreverme a correr 10 km.

Asesorado por mis amigos, revistas y libros, inicié un programa de entrenamiento.

Pocos fueron los que estaban enterados de mi proyecto; pero yo pensaba que así era mejor, pues evitaría las constantes preguntas: "¿Y vas a poder?", "¿Estás seguro de lo que haces?", "No te nos vayas a morir". Eran muchos los comentarios negativos de los necios que trataban de hacerme desistir de la decisión que había tomado, y de la que nada ni nadie me podrían disuadir.

Lo recuerdo muy bien, era un domingo cuando decidí correr un 10. En cuanto llegué a casa, le informé a mi familia cuáles eran mis planes y, sin estar conscientes de lo que significaba para mí correr 10 km, me brindaron su apoyo. Ahora sólo faltaba prepararme adecuadamente para cumplir con el objetivo que me había impuesto.

Programas de 10 km

Los programas que a continuación presento están basados en mi experiencia personal; cuando me inicié en el deporte de correr, sabía que mi avance sería lento pero seguro, para no lesionarme; con buen entrenamiento, mi organismo fue capaz de resistir largas distancias y mayor velocidad. Quien siga alguno de los programas siguientes notará al final que el tiempo, para el cual se estaba preparando, quedará rebasado. Esto siempre fue muy motivador para mí: terminar una carrera "sobrado".

Recuerda bien que te estás iniciando en el deporte de correr; 10 km te darán una pauta para saber cómo tu cuerpo, poco a poco, asimila la distancia; si un día no puedes entrenar, no te preocupes, olvida ese día y sigue adelante. Cuando un corredor se propone correr 10 km, consciente e inconscientemente, sabe que debe acumular kilómetros y kilómetros, semana a semana, para fortalecer su cuerpo; un cuerpo fortalecido está menos expuesto a las lesiones.

El mundo del atletismo nos muestra que la prueba de 10 km es un inicio imprescindible para llegar a la maratón; los más exitosos corredores de ésta han sido excelentes ejecutantes de los 10 kilómetros.

De acuerdo con mi experiencia, con base en el tiempo que haga en un 10 km en competencia, puedo planear en qué tiempo correré cada diez mil en la maratón.

Al principio es necesario correr en un sitio donde estén marcados los kilómetros, mientras aprendes cuál es tu ritmo; tarde o temprano tu cuerpo te dirá cuántos kilómetros estás corriendo en determinado tiempo.

El reto está allí, tú mismo lo has escogido, nada ni nadie te han obligado, es tu gusto y te brindará satisfacción personal.

En los últimos dos programas se hacen intervalos. Recuerda siempre calentar y enfriar antes y después de la sesión.

Programa de 10 km en 1 hora y 10 minutos

Semana	Lunes	Martes	Miércoles	Jueves	Viernes	Sábado	Domingo
1	50'	40'	50'	40'	50'	-	1 h
2	50'	40'	50'	40'	50'	-	1 h
3	50'	40'	50'	40'	50'	-	1 h
4	50'	40'	50'	40'	50'	-	1 h
5	40'	30'	1 h	30'	1 h	-	1 h
6	40'	30'	1 h	30'	1 h	-	1 h
7	40'	30'	1 h	30'	1 h	-	1 h
8	40'	30'	1 h 20'	30'	1 h 20'	-	Carrera

Debes correr a 7 minutos por km.

a. Entre 38 y 40 km a la semana las primeras 4 semanas.

b. Entre 40 y 42 km a la semana las segundas 4 semanas.

1. Lunes, miércoles, viernes y domingo son carreras de fortalecimiento, que debes correr a 7 minutos 30 segundos por km.

2. Martes y jueves, de las 4 primeras semanas, usa 10 minutos a paso de 7 minutos o hasta 7:30 minutos, después 20 minutos a paso de 6:30 minutos por km; los últimos 10 minutos nuevamente lento a 7 por km.

3. Lunes, miércoles, viernes y domingo, de la 5a a la 8a semana, debes correr entre 6:30 y 7 minutos por km, esto te seguirá fortaleciendo.

4. Martes y jueves, los 15 minutos intermedios, debes correr a 6 minutos 30 segundos, el resto del tiempo será para calentar y enfriar.

Programa de 10 km en 1 hora

Semana	Lunes	Martes	Miércoles	Jueves	Viernes	Sábado	Domingo
1	1 h	50'	1 h	50'	1 h	-	1 h
2	1 h	50'	1 h	50'	1 h	-	1 h
3	1 h	50'	1 h	50'	1 h	-	1 h
4	1 h	50'	1 h	50'	1 h	-	1 h
5	50'	40'	1 h 10'	40'	1 h 10'	-	1 h 10'
6	50'	40'	1 h 10'	40'	1 h 10'	-	1 h 10'
7	50'	40'	1 h 10'	40'	1 h 10'	-	1 h 10'
8	50'	40'	1 h 10'	20'	20'	20'	Carrera

Debes correr a 6 minutos por km.   Promedio a la semana: 53 km.

1. Lunes, miércoles, viernes y domingo, corre a 6:30 o 7 minutos por km.

2. Martes y jueves, los 15 minutos iniciales y finales, corre a 6:30 por km y los 20 intermedios corre entre 6:30 y 6 por km.

3. Lunes, miércoles, viernes y domingo, de las semanas 5 a 7, corre a ritmo de 6:30, 7 minutos por km.

4. Martes y jueves, los 10 minutos iniciales y finales, corre a 6:30 por km y los 20 intermedios a 5:45-6 minutos por km.

5. La última semana es un descanso activo de trote a 7 minutos los lunes, miércoles y viernes; los martes y jueves igualmente trote con algunos cambios de velocidad.

Programa de 10 km en 50 minutos

Semana	Lunes	Martes	Miércoles	Jueves	Viernes	Sábado	Domingo
1	1 h 10'	40'	1 h 10'	5 × 800	40'	-	1 h 10'
2	1 h 10'	40'	1 h 10'	5 × 800	40'	-	1 h 10'
3	1 h 10'	40'	1 h 10'	5 × 800	40'	-	1 h 10'
4	1 h 10'	40'	1 h 10'	5 × 800	40'	-	1 h 10'
5	1 h 10'	50'	1 h 20'	5 × 400	50'	-	1 h 20'
6	1 h 10'	50'	1 h 20'	5 × 400	50'	-	1 h 20'
7	1 h 10'	50'	1 h 20'	5 × 200	50'	-	1 h 20'
8	1 h	40'	50'	5 × 400	50'	Trote de 30'	Carrera

Debes correr a 5 minutos por km.   Promedio por semana: 65-70 km.

(En las carreras de distancia puedes cambiar el ritmo.)

1. Lunes, miércoles y viernes, distancia media a ritmo de 5 minutos 30 segundos a 5 minutos 45 segundos por km. Estas carreras puedes hacerlas a campo traviesa.

2. Las primeras 4 semanas los intervalos de 400 y 800 a 1 minuto 30 segundos y 3 minutos 15 segundos.

3. La 5a y 6a semanas los intervalos de 200 a 45 segundos y los 400 a 1 minuto 25 segundos.

4. La semana 7, los martes, a ritmo de carrera a 5 minutos, los 200 a 40 segundos. Lunes, miércoles y domingo 5:30-6 por km.

5. La semana 8, los 400 a 1 minuto 25 segundos, el resto a 6 km por minuto.

6. Sábados, trote ligero (6 a 6:30 por km).

7. Procura calentar bien antes de la sesión de intervalos; no olvides el enfriamiento y la elasticidad.

Programa de 10 km en 45 minutos

Semana	Lunes	Martes	Miércoles	Jueves	Viernes	Sábado	Domingo
1	10 km	5 × 400	10 km	5 × 800	10 km	5 km	15 km
2	10 km	5 × 400	10 km	5 × 800	10 km	5 km	15 km
3	12 km	8 × 400	12 km	5 × 800	12 km	5 km	18 km
4	12 km	8 × 400	12 km	5 × 800	12 km	5 km	18 km
5	14 km	8 × 200	14 km	5 × 400	14 km	5 km	18 km
6	14 km	8 × 200	14 km	5 × 400	14 km	5 km	15 km
7	12 km	5 × 1000	12 km	5 × 200	12 km	5 km	20 km
8	10 km	8 × 200	8 km	5 × 400	5 km	-	Carrera

Debes correr a 4.5 minutos por km.   Promedio por semana: 65-70 km.

(En las carreras de distancia puedes cambiar el ritmo.)

1. Lunes, miércoles y viernes, distancia media a ritmo de 5 minutos 30 segundos a 5 minutos 45 segundos por km. Estas carreras puedes hacerlas a campo traviesa.

2. En las primeras 4 semanas, los intervalos de 400 y 800 a 1 minuto 30 segundos y 3 minutos 15 segundos.

3. La 5a y 6a semanas, los intervalos de 200 a 45 segundos y los 400 a 1 minuto 25 segundos.

4. La semana 7, los 1000 a ritmo de carrera a 4 minutos 30 segundos, los 200 a 40 segundos.

5. La semana 8, los 200 a 40 segundos y los 400 a 1 minuto 25 segundos.

6. Sábado, trote ligero (6 a 6:30 por km).

7. Recuerda calentar bien antes de la sesión de intervalos; no olvides el enfriamiento y la elasticidad.

Programa de 10 km en 40 minutos

Semana	Lunes	Martes	Miércoles	Jueves	Viernes	Sábado	Domingo
1	15 km	5 × 400	10 km	5 × 800	15 km	5-8	18 km
2	15 km	5 × 400	10 km	5 × 800	15 km	5-8	18 km
3	15 km	200, 400	10 km	200, 400	15 km	5-8	18 km
4	15 km	5 × 800	10 km	8 × 400	15 km	5-8	18 km
5	18 km	12 × 200	15 km	8 × 400	18 km	5-8	20 km
6	18 km	200, 400, 800	15 km	200, 400, 800	18 km	5-8	20 km
7	18 km	5 × 800	15 km	8 × 400	18 km	5-8	20 km
8	10 km	8 × 400	10 km	10 × 200	8 km	5-8	Carrera

Debes correr a 4 minutos por km.   Promedio: 80 km a la semana.

1. Lunes, miércoles, viernes y domingo, ritmo de 5 minutos a 5 minutos 15 segundos por km.

2. Los 200, 400 y 800, de las 4 primeras semanas, se corren a 40 segundos, 1 minuto 30 segundos, 1 minuto 5 segundos, respectivamente; las series de la semana 3 se hacen primero el 200, después el 400 y, finalmente, el 800; descanso normal de 2 minutos y después la otra serie (2 series los martes y 3 series los jueves).

3. Los intervalos de 200, 400 y 800, de la semana 5 a la 8, se corren a ritmo de 38 segundos, 1 minuto 20 segundos y 3 minutos, respectivamente (2 series los martes y 3 series los jueves).

4. Sábado, trote ligero de 5 a 8 km a ritmo de 5-5:30 por km.

5. A medida que corremos con más velocidad, son fundamentales los ejercicios de calentamiento, caminata, trote y elasticidad, antes y al final.

Ritmo en 10 km

Min × km	1 km	2 km	6 km	8 km	10 km
4 min	8 min	16 min	24 min	32 min	40 min
4 min 30 seg	9 min	18 min	27 min	36 min	45 min
5 min	10 min	20 min	30 min	40 min	50 min
5 min 30 seg	11 min	22 min	33 min	44 min	55 min
6 min	12 min	24 min	36 min	48 min	60 min
6 min 30 seg	13 min	26 min	39 min	52 min	1 h 5 min
7 min	14 min	28 min	42 min	56 min	1 h 10 min
7 min 30 seg	15 min	30 min	45 min	1 h	1 h 15 min
8 min	16 min	32 min	48 min	1 h 4 min	1 h 20 min
8 min 30 seg	17 min	34 min	51 min	1 h 8 min	1 h 25 min

1. Coloca una tela adhesiva en la muñeca y apunta allí el ritmo que pretendes correr.

2. Recuerda que los primeros 2 o 3 kilómetros son los más importantes, si te sales un poco más o menos, no hay problema.

3. Durante el entrenamiento aprendiste o no a tomar agua corriendo.

4. No te angusties con el tiempo y disfruta tu carrera.

5. Los tiempos olvidados pueden ser un factor importante para no lograr tu objetivo.

Carreras de 10 y 21 km

No sé cuántas veces he corrido 10 y 21 km: Arboledas, Viveros, San Silvestre, U de G, Ixtacalco, Tlalpan, Multivisión, Radio Mil, Pumas, Monte Everest, Pumatón, Carrera APAUNAM, 10 km de Mazatlán, Radio Imagen, Reforma y muchas otras carreras que no recuerdo...

Sin embargo, el medio maratón con el que sentí por vez primera la distancia fue una gran experiencia. Mi primer "medio" fue de Córdoba a Fortín, donde, por cierto, hice mi mejor tiempo: 1 hora 24 minutos. También he corrido el medio maratón de la Constitución, el del Día del Padre en la delegación Tlalpan, el de Xochimilco y el del Pentatlón.

En el circuito Correr es Salud se realizaba una carrera de 20 km, que era para *masters* y veteranos, no eran 21 km, pero ¡qué carrera tan competitiva!, tanto que, año con año, todos la esperábamos. Otro medio maratón, difícil pero con un bonito recorrido, es el del Congreso del Trabajo, previo al maratón del mismo nombre, 21 km para hombres "muy hombres".

Más que el medio maratón, una carrera de 10 km me ha servido mucho para saber en qué tiempo puedo correr la maratón. Después de años de correr, de leer libros y revistas, de participar en carreras de 10 km y la maratón, he llegado a la siguiente conclusión: "Al tiempo que se hace en una carrera de 10 km en competencia (sin contemplaciones, "apapachos", ni contratiempos, sin hacerse "tonto"), es necesario agregarle 4 o 5 minutos, y el resultado será el tiempo en el que se deberán correr los 10 km durante la maratón.

Por ejemplo, si se quiere correr la maratón en 3 horas 30 minutos, es necesario estar corriendo el diez mil, en competencia, en 45 o 46 minutos; por lo tanto, durante la carrera de maratón, cada 10 km se deberán correr a 50 minutos. La maratón es ritmo, mismo tiempo y misma distancia.

Tiempo Maratón	10 km Competencia	10 km Maratón	21.5 km Maratón
3.00 h	38 min	42.5 min	1 h 30'
3.10 h	41.5 min	45.5 min	1 h 35'
3.30 h	45 min	50.0 min	1 h 45'
3.50 h	50 min	55.5 min	1 h 55'
4.00 h	52 min	57.0 min	2 h 00'
4 h 12'	54 min	60.0 min	2 h 6'

Durante el maratón, todos estos tiempos, ya sean 10 o 21 km, son aproximados, pero lo verdaderamente importante es que, tanto en el 10 como en el 21, lo máximo que se puede "caer" en el tiempo es un lapso de 3 o 4 minutos, los cuales se deben reponer durante la carrera. Por esa razón, es necesario planearla muy bien con tiempos reales y no pensar que sólo la motivación nos llevará al éxito. Para correr 10 km "a ritmo", como bien dice mi amigo Arturo de la Rosa, es necesario que nuestro cuerpo esté adaptado a la "resistencia de ritmo". Sólo después de correr en varias carreras de 10 km a un ritmo adecuado, es posible pensar en correr la maratón.

Cuando yo quería correr la maratón en 3 horas 10 minutos, al hacer cuentas, resultó que debía correr cada kilómetro en 4 minutos 30 segundos. Los corredores que no vivimos de este deporte sabemos que para lograr esto se necesita mucho tiempo de entrenamiento, paciencia y "muchos huevos", como dice Manolo Romano. No fue una ni dos, sino varias carreras de 10 km, corridas a 45 o menos minutos, las que me prepararon mental y físicamente para correr la maratón en 3 horas 10 minutos. Finalmente llegó el día esperado y fui capaz de correr en 3 horas 8 minutos la maratón de la Ciudad de México Ruta Olímpica.

Una regla de oro que he aplicado a lo largo de mis 100 maratones es "dividir la distancia total en 8 partes de 5 km", así me obligo a estar checando el tiempo para no salirme del ritmo.

Recuerda: No importa qué tan rápido salgas, lo más importante es el tiempo final.

Actualmente corro la maratón en 3 horas 50 minutos, por lo tanto, cada 5 km los estoy "pasando" a 27 minutos 30 segundos, el 10 km en 55 minutos y el medio maratón en 1 hora 55 minutos.

Lo que digo no es nuevo, se conoce desde hace tiempo, los corredores de elite lo hacen muy bien, no se salen de su ritmo durante la carrera.

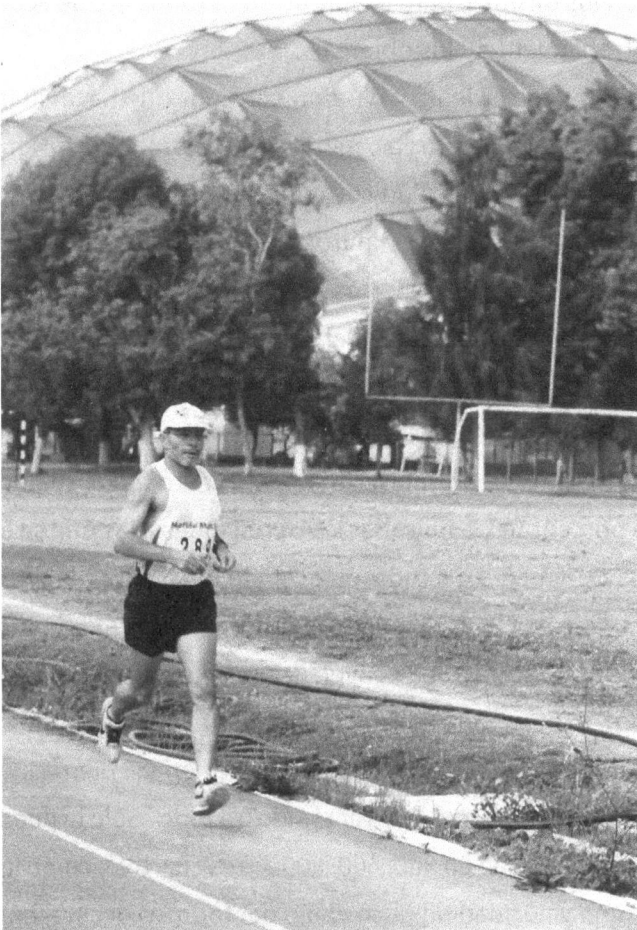

Miguel Salgado corriendo en la pista de la ESEF.

Suave, a media y a todo

Cuántas veces hemos oído decir a un entrenador o a un amigo corredor: "Corre suave, a media, a tres cuartos o a todo".

¿Qué significa esto? Desde luego que para todos los corredores los términos son los mismos, pero la aplicación es diferente de acuerdo con la edad, el entrenamiento y los objetivos.

Por ejemplo: "correr lento", para un corredor que hace 40 minutos en 10 km, será correr a 5 minutos o 5 minutos 30 segundos cada km. Pero esta velocidad será "rápida" para un corredor que hace 1 hora en 10 km, para el cual "suave" será correr a 7 minutos o 7 minutos 30 segundos por km.

Algunos entrenadores, o ciertos libros y revistas, recomiendan como base para definir estos ritmos tomar las pulsaciones; pero esto puede ser complicado si no se tiene un pulsómetro. En la tabla de la página 277 de mi libro *Correr 100 maratones: gusto, juego y adicción*, están señaladas las pulsaciones máximas y óptimas; con base en esta tabla, se pueden hacer cálculos en porcentajes para saber las pulsaciones a las que se debe llegar al correr suave, a media o a todo, que será lo ideal para mayor seguridad.

Para mí, "correr suave" es poder hacerlo durante una hora o más y, al mismo tiempo, mantener una conversación sin sentir que me falta el aire. Cuando "corro a media velocidad", generalmente a la media hora mi cuerpo comienza a reclamarme, siento un ligero dolor en las piernas y, entonces, tengo que disminuir el ritmo. "Correr rápido o a todo", sólo lo puedo hacer en distancias cortas, ya sea un 200, 400, 800. "Tres cuartos", como las palabras lo dicen, es una velocidad un poco abajo del todo, es decir, si hacemos una repetición de 200 metros en 1 minuto, cuando corremos a "tres cuartos" la repetición la haremos en 1 minuto con 5 o 10 segundos más.

Hablando de porcentajes, 25% será **suave**, 50% **media**, 75% **tres cuartos** y 100% **a todo**. Trabajar con porcentajes es tomar en cuenta las pulsaciones, recuerda que el máximo de pulsaciones se calcula restando a 220 la edad; los médicos del deporte recomiendan no llegar a 100%, claro que los jóvenes, cuyo corazón es aún fuerte, pueden llegar sin problema durante periodos cortos a 100%, pero los adultos o adultos mayores no, a éstos se les sugiere, como máximo, llegar a 80%.

Ahora ya lo sabes, la próxima vez que entrenes, trata de encontrar estos tres ritmos básicos, **suave**, **a media** y **a todo**; lo puedes hacer en distancias cortas y no necesariamente en una hora, como yo lo descubrí; intenta con 200 metros, suave en 1 minuto 15 segundos, media en 1 minuto 5 segundos y a todo en 55 segundos. Estos tiempos pueden cambiar, recuerda: "El concepto es el mismo, lo que cambia es la aplicación".

A medida que mejoramos en este deporte, nos damos cuenta que lo rápido de hace tres meses ya es velocidad media, y lo suave es casi caminando.

Finalmente, cada uno de nosotros tenemos objetivos diferentes, y son muy válidos, por ejemplo, yo disfruto mucho correr suave o a media velocidad; para otros, correr rápido será lo ideal; sin embargo, lo más importante es hacer de este deporte una actividad placentera, que cumpla con el objetivo por el que salimos por la mañana, tarde o noche en busca de un sentido para nuestra vida.

Lesiones

¿Por qué nos lesionamos?

He aquí una lista de las principales causas por las cuales aparece una lesión.

1. Calentamiento.
2. Flexibilidad.
3. Sobreentrenamiento.
4. Desbalance muscular u óseo (músculos opuestos).
5. Deficiencia mineral.
6. Estructura anormal (pierna corta, curvatura de la cintura o pie plano).
7. Métodos de entrenamiento no adecuados.
8. Golpes y caídas.
9. Programas exagerados.
10. Competir durante el entrenamiento.
11. Usar tenis no adecuados.
12. Correr en superficies duras.

Cuando corremos y tenemos buena salud, nunca pensamos que podemos lesionarnos. Sin embargo, cuando avanzamos en edad es más común lastimarnos. Los jóvenes están menos expuestos a sufrir una lesión, ya que sus músculos, articulaciones y ligamentos, son más flexibles y están constituidos por tejidos nuevos. No obstante, todos podemos prever y retardar lo más posible una lesión, independientemente de la edad.

Revisando la lista de las causas por las cuales nos lesionamos, notamos que no tomamos en cuenta muchas de ellas, y más tarde nos estamos quejando: "¿Por qué a mí?", "¿Por qué me lesioné?"

Analizaremos brevemente cada una de ellas, para que después cada quien haga sus conclusiones y dé una respuesta personal a las dos preguntas anteriores, si es el caso; si no lo es, entonces, recomiendo no ignorar esos puntos, que nos pueden prevenir de una lesión.

1. CALENTAMIENTO. Lo sabemos bien y lo leemos a menudo en revistas o libros: "Antes de iniciar una sesión de entrenamiento, o una carrera oficial, debemos preparar nuestros músculos, ligamentos y articulaciones por lo menos 5 o 10 minutos".

2. FLEXIBILIDAD. En algunas ocasiones hemos sentido qué difícil es poder doblar la cintura para agacharnos o levantar las piernas para estirar las corvas. Yo recomiendo algunos ejercicios de elasticidad que debemos practicar diariamente.

3. SOBREENTRENAMIENTO. Cuántas veces nos olvidamos del descanso, éste va de la mano del entrenamiento… Correr un día y otro, siempre más rápido y a mayor distancia, da como resultado fatiga muscular y, por lo tanto, una lesión.

4. DESBALANCE MUSCULAR U ÓSEO. Generalmente los corredores desconocemos este punto; cuando corremos usamos un grupo de músculos; los velocistas tienen cuádriceps fuertes pero corvas débiles; los corredores aficionados debemos fortalecer los cuádriceps, ya que éstos son una causa de lesión en la rodilla; los dolores en la espalda baja son causa de abdominales débiles.

5. DEFICIENCIA MINERAL. Sodio, potasio, magnesio y calcio son minerales necesarios para regular las contracciones musculares y controlar el equilibrio de líquidos en el cuerpo.

6. ESTRUCTURA ANORMAL. Desafortunadamente, yo tengo este problema. Cuando me inicié en este deporte, un ortopedista se dio cuenta de que tenía un centímetro más corta la pierna izquierda, razón por la cual uso una plantilla. También hay personas que tienen

demasiado curveada la espalda baja. El dedo de Morton (el segundo dedo del pie es más largo que el dedo gordo) es otro padecimiento común. Es conveniente hacernos un estudio anatómico antes de iniciarnos en la carrera de manera formal.

7. MÉTODOS DE ENTRENAMIENTO NO ADECUADOS. El aumento de kilometraje y los ejercicios de velocidad deben ser graduales; incrementar rápidamente puede ser causa de lesión.

8. GOLPES Y CAÍDAS. Es lógico suponer que al golpear nuestro cuerpo con algo o al caernos puede producirse una lesión.

9. PROGRAMAS EXAGERADOS. Debemos preparar nuestros músculos para que sean más resistentes, pero si exageramos en las cargas o en las repeticiones al "jalar" podemos tener problemas.

10. COMPETIR DURANTE EL ENTRENAMIENTO. Pensar que otro corredor es nuestro contrincante, y que lo debemos alcanzar y rebasar, puede causar una lesión; el entrenamiento no es una competencia.

11. USAR TENIS NO ADECUADOS. Cuando los tenis están desgastados o no tienen un soporte de arco, una correcta amortiguación, o son demasiado estrechos, pueden causarnos una lesión.

12. CORRER EN SUPERFICIES DURAS. El cuerpo humano fue diseñado para caminar o correr descalzo, pero entre la hierba y en la tierra blanda; aun con tenis, si corremos en concreto, asfalto o metal durante mucho tiempo, podemos llegar a tener una lesión.

Notas de acondicionamiento

(Para prevenir una lesión)

1. Cuando corremos perdemos elasticidad y nuestros músculos opuestos se debilitan por la falta de uso.
2. Mientras menos flexibles y elásticos somos, más fácilmente nos podemos lesionar de un tirón o un desgarre.
3. Evitaremos un tirón o un desgarre dedicando un poco de tiempo a los ejercicios de estiramiento. Es necesario hacer un buen calentamiento (preparar el cuerpo para correr).
4. Somos tan jóvenes o viejos como la flexibilidad de nuestros músculos, ligamentos y articulaciones, además del corazón y del sistema cardiorrespiratorio.
5. Al fortalecer con la carrera un grupo de músculos, los músculos opuestos se debilitan.
6. El fortalecimiento de los cuádriceps (músculos frente al muslo) hace que los posteriores (corva) se debiliten y aumenta la posibilidad de que se lesionen.
7. El corredor de larga distancia fortalece los músculos dorsales del muslo y posee cuádriceps débiles.
8. Un corredor de 100 metros tiene cuádriceps extremadamente fuertes, pero músculos dorsales muy débiles.
9. El cuerpo humano es el resultado de un equilibrio de fuerzas biomecánicas.

10. Cuando mi cuerpo se encuentra mental y físicamente en equilibrio, no hay maratón o ultramaratón que no sea capaz de realizar.

11. Yo padezco de "pierna corta", pero una talonera con soporte de arco me solucionó el problema (es valioso el avance de la tecnología).

12. Las lesiones ocurren debido a un desequilibrio músculo-esquelético, siempre y cuando no se haya sufrido un choque o una caída.

13. Cuando he sufrido una lesión, las medicinas sólo me han dado un alivio temporal.

14. Para evitar lesiones, y mantener en buen estado el equilibrio estructural, es fundamental usar un buen par de tenis.

15. Los tenis para correr largas distancias deben tener ciertas características: peso adecuado, estabilidad, flexibilidad en la parte delantera y un buen amortiguamiento al golpe.

16. Si los tenis no tienen las características adecuadas es más probable que se produzca una lesión.

17. Generalmente, los tenis con los que corro el maratón son un poco más ligeros que los de mi entrenamiento diario.

18. Para la carrera a campo traviesa no importa el tipo de tenis, pero sí el peso y el dibujo de la suela.

19. Para evitar una lesión es fundamental alternar los entrenamientos y las carreras en diferentes superficies, eso ayuda mucho y nos permite pisar otros terrenos y conocer otros lugares: pasto, hojas secas, tierra, arcilla, pista sintética, asfalto, concreto y terreno pedregoso.

20. Debemos evitar la velocidad cuando nuestros músculos no han sido preparados para correr rápidamente, ya que cuando menos lo imaginemos puede ocurrir un tirón o un desgarre.

21. Al día siguiente de correr el maratón, es muy importante hacer una caminata o un trote ligero de media hora, dependiendo del cansancio; esto ayuda a que la recuperación sea más rápida.

22. Si hay oportunidad, es bueno caminar 15 minutos después de terminar la maratón, también es conveniente tomar un baño en tina, primero con agua caliente y después darse un "regaderazo" con agua fría principalmente en las piernas, para acelerar la circulación y evitar los dolores al día siguiente.

23. ¿Qué hacer cuando terminamos la maratón? Simplemente caminar. El masaje y la terapia de hielo en las piernas pueden esperar un poco, detenerse puede causar problemas, sobre todo cuando uno no está acostumbrado o es corredor novato. Siempre camina y síguete moviendo, eso restablece el equilibrio en el cuerpo.

24. Después de unos minutos de caminar, debes hacer algunos ejercicios de elasticidad, éstos ayudan a que los músculos y articulaciones regresen lo más pronto posible a su estado normal. Puedo parecer repetitivo pero es esencial realizar ejercicios de elasticidad. Corvas, cuádriceps, tendón de Aquiles y cintura son los principales puntos del cuerpo que debemos estirar después de la maratón.

25. Para correr un ultramaratón, es decir, cuando 42.192 km no son suficientes, debes entrenar la mente. Todos los que somos capaces de correr un maratón, sabemos que el sistema cardiorrespiratorio es casi perfecto y, por otro lado, nuestras piernas son fuertes, lo único que nos hace falta para un "ultra" es el gusto, la pasión y la mentalidad de que 50, 60, 80, 100 o más kilómetros sólo serán una extensión del enorme placer de correr.

26. En una ocasión se le preguntó a un montañista famoso por qué escalaba el Everest y él contestó: "¡Porque está ahí!". Y yo ahora me pregunto: "¿Por qué correr 60, 80 o más kilómetros?" Y me contesto: "Los corro porque ahí está la distancia". Es un reto que tengo que superar; siempre habrá retos que debemos vencer para encontrar ese sentido que hace que la vida valga la pena".

27. Paralelamente al diario correr hago una rutina de entrenamiento y fortalecimiento (sentadillas, lagartijas y abdominales). Después de años de correr, he comprendido que, cuando se corre la maratón, el cuerpo se debilita de tal forma que, por momentos, usa toda su energía y no sólo son las piernas las que nos llevan al final. ¡No! También los brazos, el abdomen, los hombros, la caja torácica, ¡todo! Por ello, es importantísimo no descuidar las otras partes del cuerpo, que son igual de necesarias para esos momentos en los cuales nos sentimos en la agonía.

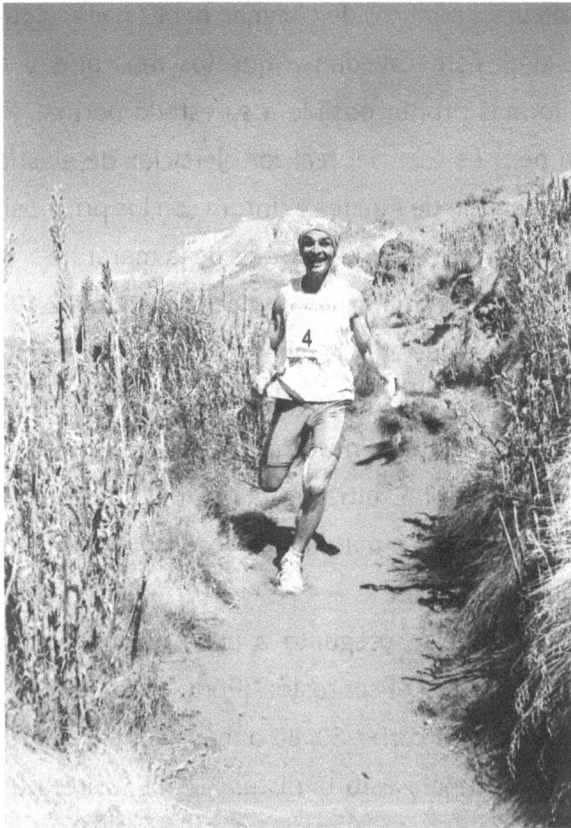

Cleofas Villegas, poseedor del récord México-Cuernavaca, México.
Un triunfador corriendo en el Iztaccíhuatl.

Ejercicios prácticos

1. Sentadillas para fortalecer cuádriceps (muslos).
2. Abdominales para fortalecer músculos del abdomen.
3. Caminar de puntas o talones para fortalecer tobillos.
4. Dominadas para fortalecer brazos y espalda.
5. Acostado boca abajo, levantar el tronco para fortalecer la espalda baja.
6. Realiza ejercicios de elasticidad al final de una carrera o entrenamiento.
7. Procura hacer movimientos de calentamiento antes de iniciar una carrera o entrenamiento.
8. Date tiempo para descansar, el descanso también fortalece.
9. Más vale llegar a una carrera descansado que sobreentrenado.
10. Cuando corremos un maratón, interviene todo nuestro cuerpo, no sólo las piernas.

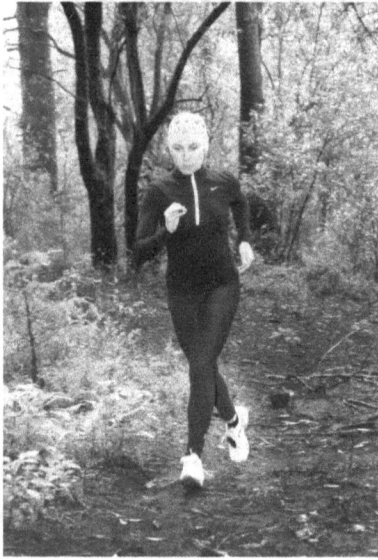

Naila Hernández, ultramaratonista.

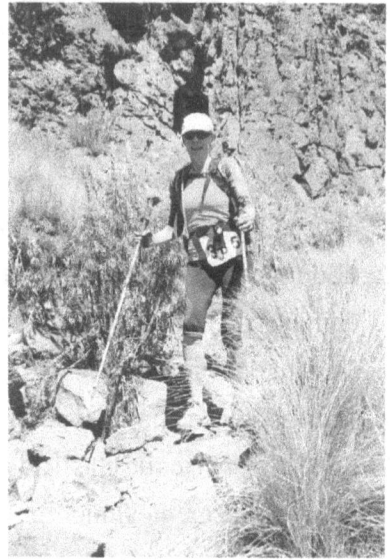

Katerine, corredora francesa, en pleno descenso en Chihuahua.

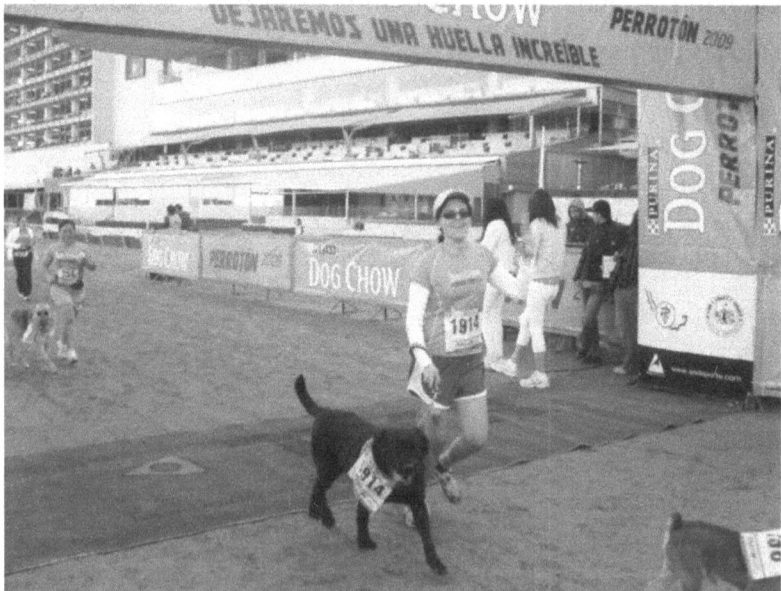

Edelweiss y *Cookie*, en el Perrotón, ciudad de México

¡Échale ganas!

No hay nada más mexicano que estas palabras: ¡échale ganas!; cuántas veces he oído decirlas, sobre todo, un día antes de una carrera.

Me parece escuchar a la gente, que con sus gritos trata de dar ánimo a los corredores: "¡Vamos, vamos, ya falta poco, échale ganas!" o "¡Échale huevos!" Ésas y otras frases motivadoras dicen para animar a los atletas y para que logren la victoria. Sin embargo, nosotros sabemos muy bien que no sólo con "las ganas" cumpliremos nuestro objetivo.

Qué bueno fuera que con sólo "echarle ganas" alcanzáramos el triunfo. La historia del deporte en México está llena de fracasos por pensar que con "echarle ganas" sería suficiente para llegar en primer lugar.

Los éxitos en el deporte, como en la vida, están precedidos de mucho trabajo, preparación y entrenamiento; cuántas veces nos hemos cuestionado: "¿Correr o no correr?"; cuántas ocasiones hemos tenido una lucha interna para poder abandonar una reunión entre "cuates" por tener que entrenar, ya sea ese día o el siguiente; cuántas veces hemos dejado el tibio lecho para ir a entrenar, a pesar del disgusto propio y el de la pareja.

Sólo así, entremezclando el "échale ganas" y el "échale huevos" con la sólida y racional voluntad de entrenar y practicar día con día lo que nos gusta hacer, llámese como se llame, es posible triunfar, y con el triunfo ser mejores, sentirnos satisfechos y sin cruda moral.

Seamos hombres y mujeres con voluntad para escaparse y correr, aun a pesar de las críticas de los necios que no se han dado cuenta de que las ciudades, poco a poco, socavan nuestros ímpetus y debilitan nuestra voluntad. Por eso, junto al "échale ganas" debemos llevar un bagaje de preparación para lograr nuestras metas.

Homenaje

¿Qué te motivó para iniciarte en el deporte de correr? Un día un amigo me hizo esa pregunta, ese día me quedé pensando unos minutos y vino a mi mente la imagen de Rodolfo Gómez cuando, en 1980, en las Olimpiadas de Moscú, corrió por más de 30 km por delante de los demás competidores de la maratón.

Yo creo, sin temor a equivocarme, que la figura de Rodolfo Gómez fue para mí un motivo de inspiración.

No puedo olvidar que correr en México como una actividad popular se inició por aquellos años, a finales de los setenta e inicios de los ochenta.

Por supuesto, en aquel tiempo, muchas personas estaban sentadas frente al televisor viendo las hazañas deportivas de un campeón; pero yo estoy seguro de que, al echar a andar mi imaginación, me veía siendo él o haciendo lo mismo.

Este capítulo del libro se llama "Homenaje", porque muchos de nosotros les debemos una mención honorífica a esas personas que provocaron en nuestra mente una revolución, un "choque eléctrico" que nos ha permitido abandonar la pasividad del asiento frente a la televisión, y de pronto nos hemos visto en cuerpo y alma corriendo y haciendo lo que queremos hacer.

Sí, brindo un homenaje a Rodolfo Gómez, José Gómez, Arturo Barrios, Benjamín Paredes, Germán Silva, Dionisio Cerón, así como a Emma Cabrera, Mary Carmen Díaz, Adriana Fernández y muchos más...

Hombres y mujeres que supieron ir en busca de su realización; capaces de dejar todo por el triunfo, ése que nos hace mejores para nosotros y para los nuestros.

No dejemos pasar más tiempo, levantémonos y vayamos por nuestra propia victoria y no sólo la de otros, dejemos de ser pasivos espectadores de televisión, o de estadio, y corramos en busca de nuestros triunfos, tenemos tiempo, un tiempo que nos merecemos y no debemos desperdiciar.

Vivamos en carne propia las hazañas de nuestros ídolos, cada uno de nosotros al ritmo para el cual fuimos creados.

"Honor a quien honor merece", deseo que estas letras sean un homenaje para aquellos hombres y mujeres que con su labor en el deporte, nos han inspirado para correr, una maravillosa actividad que nos llena de vida y nos hace ser mejores.

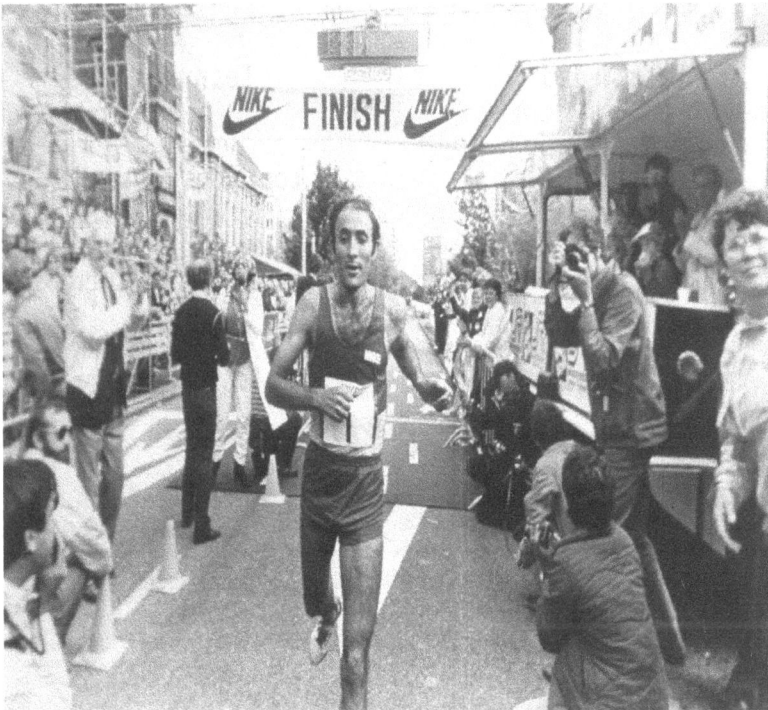

Rodolfo Gómez, primer lugar del maratón de Roterdam, 1982.
Parteaguas del deporte de correr en México.

¡Cuidado! Correr mata:

El desánimo

La melancolía

El insomnio

La hipocondría

La ansiedad

La prisa

Las depresiones

Las malas pasiones

Las malas vibraciones

Las malas tentaciones

Las malas compañías

Los malos humores

Los malos olores

Los malos pensamientos

Los malos recuerdos

Los malos dolores

Alimentación

(Primera parte)

1. Come frutas y verduras que te proporcionen vitaminas y minerales.
2. Consume complementos vitamínicos (durante el periodo de entrenamiento intenso).
3. Un gramo de vitamina C en verduras es esencial (durante el tiempo de entrenamiento).
4. Bebe agua, no importa que no tengas sed (principalmente durante la carrera).
5. Evita las grasas saturas (aceites, manteca, carnes rojas, tacos de suadero y moronga).
6. Omite el azúcar refinada (endulza con piloncillo, mascabado o miel).
7. Consume potasio para evitar los calambres (yo tomo media pastilla de kaleotite durante la carrera).
8. La levadura de cerveza es altamente recomendable por ser digestiva y dar energía (consume una cucharada en polvo diariamente).
9. Come alimentos naturales, evita los procesados.
10. Bebe café o alcohol (vino, cerveza) si son de tu agrado, pero hazlo moderadamente.
11. La famosa carga de carbohidratos no es necesaria para correr un 5 km, 10 km o 15 km.
12. Los alimentos mexicanos típicos, bien preparados, son excelentes como fuente de carbohidratos (quesadillas de papa, tlacoyos de haba, tacos de arroz o frijol, sopa aguada de pasta, torta de tamal con pan integral, etcétera, pero todo sin grasa).

13. Evita alimentos de difícil digestión antes de una carrera o entrenamiento.

14. Recuerda no inventar, sobre todo un día antes de una carrera, no creas en "alimentos mágicos" que te darán fuerza de Superman; la publicidad hace cualquier cosa con tal de vender sus productos.

15. Te recomiendo los siguientes alimentos: arroz, lentejas, habas, pescado, tortillas, pan integral, verduras, pollo, frutas, y sopa de pasta, entre otros.

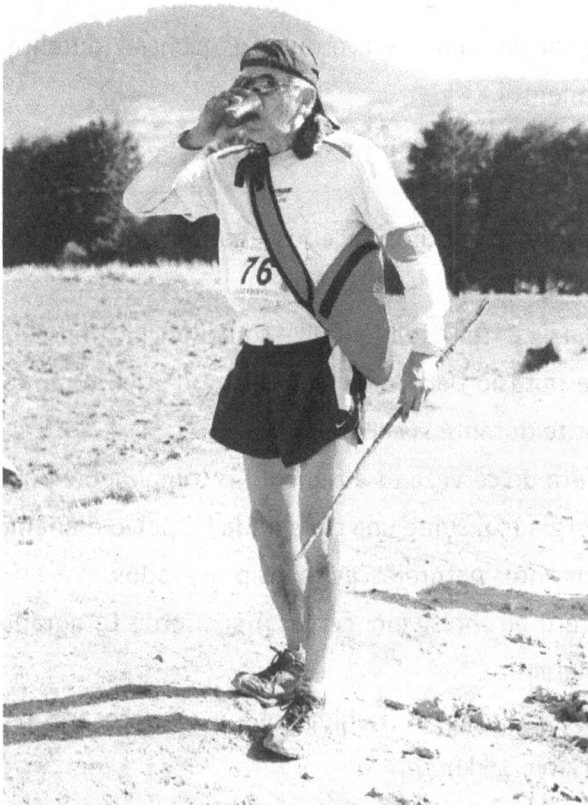

Es recomendable detenerse en el camino,
hidratarse y, después, seguir adelante.
México-Tres Marías-México. 11 horas 30 minutos.

Mi primer 21.1 km

(Medio maratón)

Las distancias, como los días, las semanas y los meses, para nosotros los corredores, llegan y siempre nos dejan experiencias de vida. Todos recordamos una carrera con gusto, o a veces con desagrado, pero es parte de nuestro diario correr y ha sido importante, gracias a ella fuimos capaces de crecer, tanto que hoy, al cruzar la meta de mi diez mil número 15, he tomado una decisión: "Me prepararé para correr mi primer medio maratón, 21.0975 km".

Durante mi entrenamiento para correr 10 km, algunos días llegué a correr de 15 a 18 km y, por lo tanto, parece razonable que con un programa adecuado que me obligue a correr más distancia podré lograrlo.

Correr medio maratón por lo menos me llevará 2 horas. Es lógico pensar que si estoy haciendo 55 minutos en 10 km, en 21 km haré un poco más del doble, aproximadamente, entre 2 y 2 horas 10 minutos. Debo estar consciente de que el entrenamiento de un medio maratón requiere más tiempo; no quiero correr al "ahí se va" y que por ello me pueda lesionar.

21 km es una distancia a la que menos personas se atreven a correr, ya que es el umbral entre la media distancia y la larga distancia.

Es recomendable elegir un medio maratón donde el recorrido sea lo más plano posible, para que las subidas no sean pretexto para los cambios de ritmo. Para seleccionar el programa, primero debes saber en qué tiempo estás corriendo los 10 km, que por lo menos los últimos 3 o 4 hayan sido corridos en el mismo tiempo aproximadamente.

A ese tiempo agrégale de 5 a 7 minutos, y el resultado será el tiempo en que deberás pasar cada 10 km en el medio maratón.

Programa de 21 km en 2 horas 20 minutos • Para corredores con 1 hora 5 minutos en 10 km

Semana	Lunes	Martes	Miércoles	Jueves	Viernes	Sábado	Domingo
1	1 h 10'	50'	1 h 10'	50'	1 h 10'	-	1 h 25'
2	1 h 10'	50'	1 h 10'	50'	1 h 10'	-	1 h 35'
3	1 h 10'	50'	1 h 10'	50'	1 h 10'	-	1 h 25'
4	1 h 10'	50'	1 h 10'	50'	1 h 10'	-	1 h 45'
5	1 h 20'	1 h	1 h 20'	1 h	1 h 20'	-	1 h 55'
6	1 h 20'	1 h	1 h 20'	1 h	1 h 20'	-	1 h 35'
7	1 h 20'	1 h	1 h 20'	1 h	1 h 20'	-	2 h 05'
8	1 h	50'	1 h	40'	40'	-	½ maratón

Promedio 65-70 km.   6 minutos 30 segundos por km.

Para iniciarte en este programa, puedes continuar con la dinámica de haber corrido, por lo menos, cuatro 10 km. Sólo necesitas incrementar la distancia.

1. Lunes, miércoles, viernes y domingo, de las 4 primeras semanas, corre a un ritmo de 7 a 7:30 por km, a estas alturas de tu vida como corredor ya debes saber tu ritmo, así que puedes correr en un lugar donde estén marcados los km, ya sea a campo traviesa o en la calle.

2. Martes y jueves, de los 50 minutos utiliza 10 de trote al inicio y al final; los 30 minutos intermedios corre al ritmo de carrera, es decir, de 6 minutos 36 segundos.

3. Lunes, miércoles, viernes y domingo, de las semanas 5 a la 7, corre al ritmo de 7 a 7:15 por km.

4. Martes y jueves utiliza 10 minutos al inicio y 10 al final para calentar y enfriar; los 40 minutos intermedios corre a ritmo de 6 minutos a 6:30 por km.

5. La última semana, lunes, miércoles y viernes, realiza trote a 7:30 por km; martes y jueves, utiliza 20 minutos para correr a 6 minutos por km y el resto del tiempo corre a 6:30 por km.

6. No olvides tus ejercicios de elasticidad, después de caminar y mover tu cuerpo durante 5 minutos.

Programa de 21 km en 2 horas • Para corredores con 55 minutos en 10 km

Semana	Lunes	Martes	Miércoles	Jueves	Viernes	Sábado	Domingo
1	12 km	8 km	12 km	8 km	12 km	-	16
2	12 km	8 km	12 km	8 km	12 km	-	18
3	12 km	8 km	14 km	8 km	12 km	-	16
4	12 km	8 km	14 km	8 km	12 km	-	20
5	14 km	10 km	12 km	10 km	14 km	-	18
6	14 km	10 km	12 km	10 km	14 km	-	20
7	10 km	8 km	16 km	8 km	14 km	-	18
8	10 km	8 km	10 km	6 km	10 km	-	½ maratón

Promedio de km 74-78 en 5 minutos 36 segundos por km.

Semanas 1 a 4

1. Lunes, miércoles, viernes y domingo, carreras para fortalecer entre 6:15 a 6.30 por km.
2. Martes y jueves, carrera de ritmo; corre 4 km intermedios de los 8 km entre 5 minutos y 5:30 por km. Los restantes 4 km corre a 6:15 por km.

Semanas 5 a 8

3. Lunes, miércoles, viernes y domingo, corre la distancia entre 6 minutos a 6:15 por km.
4. Martes y jueves, carrera de ritmo, corre 6 km intermedios entre 5 y 5:15 por km; los restantes 4 km corre a 5:30-6 minutos por km.
5. Caminata, trote y elasticidad para calentar los músculos, antes y después.

Programa de 21 km en 1 hora 50 minutos • Para corredores con 45 minutos en 10 km

Semana	Lunes	Martes	Miércoles	Jueves	Viernes	Sábado	Domingo
1	14 km	4 km 5 × 1000	12 km	4 km 10 × 400	14 km	-	18 km
2	14 km	4 km 5 × 1000	12 km	4 km 10 × 400	14 km	-	20 km
3	14 km	4 km 2 × 2000	12 km	4 km 12 × 400	14 km	-	18 km
4	14 km	4 km 2 × 2000	12 km	12 × 400	14 km	-	20 km
5	12 km	2 × 2000	16 km	2 km 5 × 800	12 km	-	20 km
6	12 km	4 km 15 × 200	18 km	2 km 6 × 800	12 km	-	18 km
7	14 km	4 km 15 × 200	18 km	2 km 8 × 400	14 km	-	18 km
8	6 km	4 km 16 × 200	6 km	2 km 8 × 200	6 km	-	½ maratón

5 minutos 12 segundos por km.   Promedio: 78 a 85 km a la semana.

Semanas 1 a 4

1. Lunes, miércoles, viernes y domingo, corre a 6 minutos por km o un poco menos: 5:50.

2. Al inicio de martes y jueves los 4 km son para calentar y enfriar músculos; los 1000 a 5 minutos, los 2000 a 10 minutos y los 400 a 1 minuto 55 segundos.

Semanas 5 a 8

3. Lunes, miércoles, viernes y domingo, fortalece el cuerpo corriendo de 5:50 a 6 minutos por km.

4. Martes y jueves, de los 4 km, 2 km son para calentar y enfriar músculos. Los 200 a 50 segundos, los 800 a 3 minutos 50 segundos y los 400 a 1 minuto 55 segundos.

Programa de 21 km en 1 hora 40 minutos • Para corredores con 40 minutos en 10 km

Semana	Lunes	Martes	Miércoles	Jueves	Viernes	Sábado	Domingo
1	5 × 400	14 km	12 km	10 × 200	14 km	5 km	18 km
2	5 × 400	14 km	12 km	10 × 200	14 km	5 km	18 km
3	8 × 400	14 km	14 km	12 × 200	14 km	5 km	20 km
4	8 × 400	14 km	14 km	12 × 200	14 km	5 km	20 km
5	14 × 200	12 km	12 km	4 × 800	12 km	5 km	10 km
6	14 × 200	12 km	12 km	4 × 800	12 km	5 km	18 km
7	15 × 200	14 km	16 km	6 × 800	16 km	5 km	18 km
8		10 km	10 km		8 km	5 km	½ maratón

Ritmo: 4 minutos 42 segundos por km.   Promedio semanal de: 85 a 95 km.

Semanas 1 a 4

1. Lunes, miércoles, viernes y domingo, realiza carreras para fortalecer de 5 a 5:30 por km.
2. Martes y jueves, los intervalos de 400 a 1 minuto 35 segundos a 1 minuto 40 segundos y los de 200 a 40 o 45 segundos.

Semanas 5 a 7

1. Lunes, miércoles, viernes y domingo, realiza carreras para fortalecer de 5:00 a 5:30 por km.
2. Martes y jueves, los intervalos de 200 a 40-45 segundos los de 800 a 3 minutos 30 segundos o 3 minutos 40 segundos.
3. Sábados, trote placentero; recuerda calentar y enfriar con caminata, trote y elasticidad, antes de iniciar la sesión de intervalos debes calentar muy bien.

Programa de 21 km en 1 hora 30 minutos

Semana	Lunes	Martes	Miércoles	Jueves	Viernes	Sábado	Domingo
1	12 km	10 × 200	15 km	5 × 400	12 km	5 km	20 km
2	12 km	12 × 200	15 km	6 × 400	12 km	5 km	22 km
3	12 km	14 × 200	15 km	7 × 400	12 km	5 km	22 km
4	12 km	8 × 400	16 km	4 × 800	14 km	5 km	18 km
5	14 km	8 × 400	16 km	4 × 800	14 km	5 km	22 km
6	14 km	10 × 400	16 km	5 × 800	14 km	5 km	22 km
7	12 km	10 × 400	12 km	5 × 400	12 km	5 km	15 km
8	10 km	5 × 400	10 km	8 × 200	5 km	5 km	21 km

Ritmo: 4 minutos 15 segundos por km.   Promedio semanal: 90 a 100 km.

Semanas 1 a 3

1. Lunes, miércoles, viernes y domingo, corre 5 minutos por km.
2. Martes y jueves, los intervalos de 200 a 45 segundos y los de 400 a 1 minuto 35 segundos.

Semanas 4 a 6

1. Lunes, miércoles, viernes y domingo, corre a ritmo de 5 minutos por km.
2. Martes y jueves, los intervalos de 200 a 40 segundos y los de 400 a 1 minuto 25 segundos.

Semanas 7 a 8

1. Lunes, miércoles, viernes y domingo, corre a ritmo de 5 minutos por km.
2. Martes y jueves, intervalos de 200 a 40 segundos y los de 400 a 1 minuto 25 segundos.
3. Sábados, descanso activo y elasticidad.

Ritmo de medio maratón

Min × km	5 km	10 km	15 km	18 km	20 km	20 km
4 min	20'	40'	1 h	1 h 12'	1 h 20'	1 h 25'
4.5 min	22' 30"	45'	1 h 7'	1 h 21'	1 h 30'	1 h 36'
5 min	25'	50'	1 h 15'	1 h 30'	1 h 40'	1 h 45'
5.5 min	27' 30"	55'	1 h 22'	1 h 39'	1 h 50'	1 h 55'
6 min	30'	1 h	1 h 30'	1 h 48'	2 h	2 h 6'
6.5 min	32' 30"	1 h 5'	1 h 37'	1 h 57'	2 h 10'	2 h 16'
7 min	35'	1 h 10'	1 h 42'	2 h 6'	2 h 20'	2 h 27'
7.5 min	37' 30"	1 h 15'	1 h 47'	2 h 15'	2 h 30'	2 h 37'
8 min	40'	1 h 20'	2 h	2 h 24'	2 h 40'	2 h 48'

Recuerda "checar" los primeros 2 o 3 kilómetros para evitar salir muy rápido o muy lento.

En una tela adhesiva pegada a la muñeca, anota tu ritmo; correr así es correr con inteligencia.

Activa tu cronómetro cuando pases la línea de salida y páralo al cruzar la meta, ése será tu tiempo en la carrera.

Dureza de las superficies

Evita lesiones alternando tenis y superficies, procura siempre que sea la más suave.

1 = más suave;   10 = más dura.

1. Pasto   (Jardines y campo de golf.)
2. Hojarasca   (Hojas, ramas y tierra.)
3. Tartán   (Pistas de atletismo.)
4. Arcilla   (Arena roja suelta.)
5. Tierra compactada   (Tierra aplanada con maquinaria.)
6. Asfalto   (Los arroyos vehiculares y las calles.)
7. Adoquín   (Calles con bloques de piedra.)
8. Empedrado   (Piedras sueltas o fijas al suelo.)
9. Concreto   (Banquetas y algunas calles.)
10. Metal   (Algunos puentes y coladeras.)

Intervalos

Muchas veces, durante la promoción de mi libro *Correr 100 maratones... gusto, juego, adicción*, me han preguntado: "¿Qué debo hacer para mejorar mis tiempos para correr?"

Una técnica que yo he utilizado para aumentar mi velocidad son los intervalos... ¿De qué trata esta técnica? Cuando hacemos intervalos debemos correr alguna distancia determinada, ya sean 200, 400, 500, 1000 o una milla, y al terminar dejamos un intervalo para que nuestras pulsaciones y nuestra respiración recobren su estado normal.

Entrenar a intervalos no es fácil; los entrenadores generalmente hacen que sus pupilos los practiquen en equipo, pues así resulta más divertido; sin embargo, para quienes no contamos con un entrenador, si queremos aumentar la velocidad al correr debemos hacerlo solos.

Es básico que contemos con una pista, un parque o jardín, donde esté bien medida la distancia. El entrenamiento por intervalos funciona para corredores de 5 km, 10 km, 21.1 km y el maratón, todo depende de la distancia que se corre.

A continuación, te daré algunos ejemplos de cómo debes hacer los cálculos para organizar tu entrenamiento por intervalos con base en tus objetivos.

1. Las distancias que se corren son cortas, respecto de la carrera para la que nos preparamos, por lo tanto, las distancias en intervalos se deben correr más rápido que el ritmo de la carrera.
2. Por ejemplo, si quiero correr un 5 km en 25 minutos, esto significa que cada km debo correrlo a 5 minutos, el equivalente a 300 segundos.

3. Con este tiempo (300 segundos) se hacen los cálculos para realizar las carreras, así que un 200 m debo hacerlo en menos de 1 minuto (que es el ritmo de carrera), por ejemplo, a 50 segundos.

4. Un 400 m a ritmo de carrera es de 2 minutos, por lo tanto, en intervalos será a 1 minuto 52 segundos, aproximadamente.

5. Los entrenadores deben saber a qué velocidad sus pupilos corren los intervalos, ésta es su responsabilidad.

6. En el entrenamiento por intervalos pueden cambiar las distancias para correr, los intervalos de reposo entre carrera y carrera, y la velocidad de la carrera, todo depende de los objetivos.

7. No inicies la sesión de intervalos si antes no has calentado bien, trotando, haciendo unas cortas carreras rápidas y algunos ejercicios de elasticidad, ya que, de no hacerlo, las posibilidades de lesión aumentan.

8. En el intervalo de descanso puedes caminar o trotar; no te recomiendo quedarte parado (quieto).

9. Terminando la carrera, chécate las pulsaciones; 2 minutos después deben estar abajo de 120 por minuto y ya puedes hacer la siguiente carrera.

10. Cuando te recuperes en un minuto, estás listo para aumentar la velocidad de carrera o para incrementar el número de carreras.

Las siguientes tablas demuestran algunos ejemplos de ritmo de carrera y velocidad del intervalo en distancias de 200, 400 y 800 metros.

Algunos ejemplos de intervalos para las distancias más comunes

10 km a 50 minutos

Distancia	Ritmo de carrera	Velocidad de intervalo
200 m	1 min	50 seg
400 m	2 min	1 min 50 seg
800 m	4 min	3 min 50 seg
1,000 m	5 min	4 min 50 seg

Ritmo de carrera significa el tiempo que haces cuando estás corriendo un 10 km a 50 minutos.

Velocidad de intervalo representa el tiempo que debes hacer en cada repetición de la distancia.

Como puedes ver, son 10 segundos menos del ritmo de carrera, no podemos de un día a otro pretender correr más rápido que 10 segundos menos, si no estamos preparados podemos lesionarnos.

10 km a 40 minutos

Distancia	Ritmo de carrera	Velocidad de intervalo
200 m	48 seg	38 seg
400 m	1 min 36 seg	1 min 26 seg
800 m	3 min 12 seg	3 min
1,000 m	4 min	3 min 50 seg

Como observas, comparando las dos tablas anteriores, correr a 40 minutos requiere de una velocidad que no es fácil mantener: 4 minutos por cada kilómetro.

21 km a 2 horas 20 minutos (6 minutos 36 segundo por km)

Distancia	Ritmo de carrera	Velocidad de intervalo
400 m	2 min 36 seg	2 min
800 m	5 min 12 seg	4 min
1,000 m	6 min 36 seg	6 min
2,000 m	13 min 12 seg	12 min 30 seg

En las distancias cortas como 400 y 800 metros se puede reducir más de 10 segundos el tiempo de carrera; el número de repeticiones y el intervalo de descanso se controla con las pulsaciones y la respiración.

21 km a 2 horas 6 minutos (6 minutos por km)

Distancia	Ritmo de carrera	Velocidad de intervalo
400 m	2 min 24 seg	2 min
800 m	4 min 48 seg	4 min
1,000 m	6 min	5 min 30 seg
2,000 m	12 min	11 min 30 seg

En resumen

Si quieres mejorar tu velocidad, debes hacer intervalos más rápidos (entre 10 y 20 segundos, dependiendo de la distancia) que el ritmo de la carrera.

Otra forma menos técnica para aumentar la velocidad consiste en que, a la mitad de tu diario correr, incrementes tu velocidad en distancias (por ejemplo, de un poste o de un árbol a otro) que tú mismo te pongas como límite; haz esto de 5 a 8 veces y, al poco tiempo, verás los resultados.

Ahora quiero describirte un entrenamiento por intervalos tal como yo lo he vivido.

Estoy en la pista de calentamiento en Ciudad Universitaria, después de 40 minutos de calentamiento, ahora hago algunos ejercicios de elasticidad, sé muy bien que la velocidad exige que los músculos estén preparados. Hoy me propongo hacer 20 × 200 entre 45 y 50 segundos.

Listo, con el dedo índice de la mano derecha en el cronómetro, lo hecho andar y allá voy. A los 20 o 30 metros siento el palpitar del corazón; cuando paso por los 100 metros veo el cronómetro: 24 segundos, esto me dice que voy en el ritmo, me mantengo respirando por nariz y boca; estoy en la curva de la pista, en cuanto cruzo la marca de los 200 metros detengo el cronómetro y me sigo trotando. A los 30 o 40 metros comienzo a caminar y, hasta entonces, veo el cronómetro: 50 segundos exactos; cuando ha transcurrido un minuto me mido las pulsaciones: 22 en 10 segundos, por lo tanto, 22 × 6 = 132, esto significa que estoy todavía un poco agitado y yo lo siento.

Camino, respiro por la nariz, y guardo aire y lo suelto por la boca, repito esto una y otra vez; a los 2 minutos nuevamente me mido las pulsaciones:

18 en 10 segundos, por lo tanto, 18 × 6 = 108. Ya estoy recuperado y listo para la otra repetición.

¡Uno, dos, tres y allá voy otra vez! De nuevo, veo el reloj a los 100 metros: 24 segundos, igual que en el anterior; al llegar a la curva mantengo el mismo ritmo, cruzo la señal de los 200 metros, paro el cronómetro y continúo trotando, después camino y veo el reloj: 48 segundos. "Mejor, imposible", me quedo pensando...

Cuando ha pasado un minuto, mis pulsaciones son 20 en 10 segundos, lo que significa 120 por minuto, con estas pulsaciones ya puedo hacer la siguiente repetición pero prefiero esperar otro minuto.

Así, una y otra vez. Ciertamente, el entrenamiento por intervalos es un poco árido, pero interesante y muy voluntarioso; a nosotros, los no profesionales, nos permite estar a solas con nosotros mismos, pero si te encuentras con un amigo o amiga que te acompañe, es mucho mejor.

Día con día, cuando mi entrenamiento me pedía hacer intervalos, fui mejorando principalmente en el tiempo de recuperación; después de 4 semanas, al minuto ya estaban mis pulsaciones debajo de 100.

Cada entrenador tiene su propio criterio, en lo particular, yo realicé así los cálculos durante mis entrenamientos; desde luego, puede cambiar el tiempo del intervalo o el de recuperación; hay quien le pega al "gordo", ésa es la diferencia entre un entrenador bueno y uno malo.

Preguntas y respuestas

(Primera parte)

1. ¿Dónde debo correr?

Lo ideal es en un parque o jardín, donde se reúnen cientos de corredores; si no es posible, puedes hacerlo en la calle, corriendo en el sentido opuesto al de los coches; ahora también está de moda correr en las caminadoras, lo importante es hacerlo donde te sientas mejor.

2. ¿Es necesario correr a una hora determinada?

Para muchas personas, correr por las mañanas es lo mejor; vienen de un descaso y correr prepara el cuerpo para una jornada de trabajo. Yo, por cuestiones laborales, corro por la tarde; otros más, como mi amigo Mario Anaya, el *Hombre Maratón*, lo hace de noche. Sólo debemos estar atentos en las ciudades de los reportes de contaminación.

3. ¿Cuándo debo correr y cuándo no?

Es conveniente hacerlo diario y así lo recomiendo; si descansas un día, procura que sea activo, lo importante es mover el cuerpo. No debemos correr cuando estamos enfermos o adoloridos por alguna lesión; tenemos que aprender a escuchar nuestro cuerpo, pues este deporte se convierte en una adicción.

4. ¿En qué superficie debo correr?

En la página 85 de mi libro *Correr 100 maratones... gusto, juego, adición,* hay una lista de las superficies más recomendadas donde idealmente debemos correr; mientras más suave sea la superficie es mejor y así evitaremos lesiones.

5. **¿Debo comer algo en especial?**

La dieta de un corredor debe contener carbohidratos, vitaminas, poca grasa y carnes rojas. Come verduras, ensaladas, frutas en licuados, pollo o pescado (2 o 3 veces por semana), pasta, lentejas, habas, papas, etcétera. Yo recomiendo, además, un complemento vitamínico.

6. **¿Qué tenis debo usar?**

Prueba qué tipo de tenis es el que mejor te acomoda, todos deben tener un buen sistema de amortiguación en la talonera; las tiendas de deportes tienen de varios tipos, marcas y precios. Te recomiendo tener por lo menos dos pares.

7. **¿Cómo debo correr?**

Despreocúpate de "¿cómo correr?" En un principio, debes imitar a los niños, ellos corren sin buscar un estilo. Corre libremente, erguido como el *homo sapiens*, viendo unos metros adelante, sin mirar hacia abajo.

8. **¿Hay algún riesgo al correr?**

Siempre y cuando no tengas algún problema cardiaco, el único riesgo será que sentirás dolencias que si no hubieras corrido, nunca te aparecerían. Si corres en la calle, ten cuidado con los automóviles y los perros, también existe la posibilidad de que te caigas, pero éstos son "gajes del oficio" que día con día se reducirán, pues te convertirás en un experto.

9. **¿Cómo puedo saber si estoy entrenando más de la cuenta?**

Un parámetro útil para todos es que también dormimos; si duermes bien, descansas, y te recuperas de un día a otro, quiere decir que tu entrenamiento es correcto. Otro método es medir las pulsaciones por las mañanas, éstas deberán estar entre 50 y 60, o menos, dependiendo de tu condición física. Si te excedes en el entrenamiento, el cuerpo no se recupera, incluso puedes estar irritable.

10. **Quiero correr, pero no sé cómo debo iniciarme.**

Tienes la intención y eso es bueno. Te recomiendo caminar y trotar; tú mismo te darás cuenta de que, a medida que pasan los días, cada vez trotarás más y caminarás menos; no olvides que debes hacer de esta actividad una necesidad diaria, que te fortalecerá física y mentalmente.

11. **¿Correr es un juego?**

Seguramente lo es, ya que sólo así se explica que estemos siempre esperando el momento de correr, como cuando éramos niños y aguárdabamos con ansia la hora del recreo; a los adultos correr nos permite jugar un rato al margen de toda ocupación y preocupación, y cada día debemos regalarnos un tiempo para jugar, ya sea solo o con "los cuates".

12. **¿Es conveniente correr en lugares diferentes?**

Yo sugiero, si es posible, variar el terreno para correr, pues eso hace que cambie el camino que nuestros ojos ven; además, evita que correr se vuelva monótono.

13. **¿Correr es un gusto?**

Como cualquier actividad, si no la hacemos por gusto, se convierte en un castigo o molesta necesidad. Correr se hace por gusto: correr y recordar cuando eras niño, correr sin reglas, sin convencionalismos, correr por disfrutar..., así estarás esperando con ansia el día siguiente.

14. **¿Recomiendas correr a campo traviesa?**

¡Claro! Correr en el campo es una de las experiencias más maravillosas.

15. **¿Qué debo hacer antes de una carrera?**

Si te refieres al momento antes de iniciar, te recomiendo preparar los músculos y las articulaciones con movimientos lentos; caminar, hacer ejercicios de elasticidad sencillos y trote ligero moviendo los brazos, durante 15 o 20 minutos.

16. En una carrera, ¿dónde debo colocarme para salir?

Actualmente, los organizadores de carreras colocan a los corredores de acuerdo con el tiempo que ellos piensan hacer; les dan una gorra de diferente color o un brazalete. Pero si eres novato, te sugiero colocarte al final, es mejor mentalmente ir pasando gente a que, desde un principio, te pasen.

17. ¿Qué significa "correr a ritmo"?

Correr a ritmo quiere decir que cada kilómetro se corra en el mismo tiempo, de esa forma, el desgaste es regular, y así nos durará más tiempo la reserva energética.

18. ¿Qué debo hacer en caso de una lesión?

Primero. Coloca hielo en la zona donde hay dolor o inflamación.

Segundo. Cuando la inflamación disminuye, puedes alternar 5 minutos de frío y 5 de calor.

Tercero. Utiliza alguna pomada mágica y venda la parte afectada. Evita usar antiinflamatorios que aceleran el proceso, disminuye el tiempo de carrera y, si es posible, será mejor descansar o caminar si no hay dolor.

19. ¿Es recomendable hacerse un examen médico?

De unos años a la fecha, el deporte de correr lo practican miles de personas en el mundo, y siempre será importante conocer nuestro estado de salud antes de iniciarnos; lo recomendable es un electrocardiograma en movimiento, de las otras lesiones o dolencias que nos ocurren por correr nadie está enterado y sólo aparecen cuando estamos en el mundo de la carrera.

20. Estoy iniciándome y no quiero lastimarme, ¿qué debo hacer?

Cuando corremos no debemos dejar todo el trabajo a las piernas, es necesario fortalecer nuestro cuerpo, hacer ejercicios de elasticidad, y siempre calentar y enfriar los músculos en cada sesión.

21. ¿Cuánto me afecta hacer el amor antes de una carrera?

Por experiencia propia te lo digo, hacer el amor no te impide correr ni sentirte débil, al contrario, es relajante y muchos entrenadores a nivel profesional lo recomiendan.

22. ¿Qué es la carga de carbohidratos y cuándo es recomendable?

Comer durante tres días, antes de la carrera, pastas, tortillas, pan, arroz y fruta. Se ha comprobado científicamente que los niveles de glucógeno aumentan. Yo lo recomiendo para una carrera de 21 km, un maratón o ultramaratón, para distancias más cortas como un 15, 10 o 5 km no es necesario.

23. ¿Qué debo saber respecto de beber alcohol?

Con exceso, sólo recomiendo correr. Si te excedes en comer y beber, seguro tendrás problemas, yo lo he padecido en carne propia. El alcohol en el torrente sanguíneo necesita de agua y oxígeno para metabolizarte, sin entrar en detalles bioquímicos, por lo tanto, te deshidrata y te produce en cansancio prematuro. No te aconsejo beber del "fuerte" antes de una carrera; pero una cerveza antes (la noche anterior) y después no te ocasiona problemas.

24. ¿Qué debo saber respecto del "estilo" para correr?

Siempre debemos tratar de correr erguidos, derechos, como el *homo sapiens*; no vayas con la cabeza "gacha" viendo el suelo, eso hace que tus vértebras se inclinen y te veas jorobado. Mira hacia adelante, esto te hará sentir bien; pon los brazos perpendiculares al cuerpo y muévelos al ritmo de tu movimiento. Recuerda que los brazos son como pistones que nos impulsan hacia adelante, evita llevar las manos empuñadas; los dedos deben de ir sueltos y relajados; corre cayendo sobre el talón y deja rodar el pie hasta la punta; no vayas con la vista fija, mueve la cabeza de vez en cuando, cambiando la mirada, y disfruta el recorrido.

25. ¿Cómo debo respirar?

Muchas personas dicen que se debe respirar sólo por la nariz, pero eso es un error. Correr es una actividad natural y así debemos respirar, es decir, por nariz y boca. Trata de correr entablando una conversación y así estarás corriendo en forma aeróbica, oxigenando tu sangre y dejando que tu corazón funcione correctamente.

26. ¿Qué se recomienda para el dolor de caballo?

Cambia el ritmo de tu respiración, sopla fuerte echando fuera mucho aire por algunos segundos, inhala por la nariz, exhala por la boca y guarda el aire en los pulmones por unos segundos, todo esto te puede ayudar para que la punzada desaparezca.

27. ¿Puedo correr dos diez miles con diferencia de una semana?

Sí, todo depende del fortalecimiento personal, tu entrenamiento, la recuperación inteligente durante esa semana previa, y yo diría que no sólo puedes correr un 10 km, también un 21 km y la maratón misma; claro, no debemos pretender hacer nuestros mejores tiempos, yo lo he experimentado en varias ocasiones y soy consciente de que ya sea la primera o la segunda prueba siempre se correrá a ritmo más lento o más rápido.

28. ¿Es bueno o conveniente correr en subidas?

Correr en subidas es como hacer velocidad. Cuando corremos hacia arriba de una colina, los cuádriceps se ven forzados a trabajar con más intensidad y esto beneficia a las rodillas.

El entrenamiento en colinas mejora el funcionamiento del sistema cardiorrespiratorio; el corazón necesita bombear más sangre y esto, a la larga, nos beneficia. Entrenar mucho tiempo en subidas puede causar una lesión, por esa razón debemos ser dosificados en esta técnica de entrenamiento. Algo que se debe tomar en cuenta es que, en el descenso, debemos caminar o hacer un trote muy suave, sobre todo cuando se hacen repeticiones en colinas.

29. ¿Qué alimentos me dan más energía?

Todos los alimentos nos proporcionan energía en mayor o menor cantidad, algunos de ellos, por ejemplo, los que contienen proteínas o grasas, tardan más en transformarse en glucógeno, sustancia que usan los músculos para funcionar durante el ejercicio. Específicamente, los alimentos con alto contenido nutricional, es decir, que contengan carbohidratos, proteínas y bajo contenido en grasas, nos proporcionarán más energía.

30. ¿Debo salir a correr si estoy cansado o desganado?

Si el cansancio es por una noche loca, es mejor no salir y no pasará nada. Pero si es por pereza, yo sugiero que sí salgas, a mí me ha pasado, he salido cansado, camino primero un rato, respiro profundamente, y un poco más tarde ya estoy trotando.

31. ¿Qué me recomiendas sí me estoy iniciando en la carrera?

Si quieres correr por siempre, no le dejes toda la responsabilidad a tus piernas, haz un poco de acondicionamiento físico, esto fortalecerá tu cuerpo y podrás correr retardando las lesiones, por otro lado, aliméntate sanamente y descansa lo necesario. Escucha siempre a tu cuerpo.

32. ¿Cómo saber si estoy sobreentrenado?

Ésa es una buena pregunta... Una forma científica es medir las pulsaciones en estado basal (al despertar), si el descanso fue reparador las pulsaciones deberán ser normales (40, 50, 60). Cuando hay exceso de entrenamiento, el pulso basal es elevado, esto quiere decir que el descanso no fue suficiente para reponernos del trabajo del día anterior; por lo tanto, debemos disminuir el entrenamiento o bien las tensiones del trabajo o de casa.

33. ¿Cómo debo hidratarme?

Te recomiendo que, antes de iniciar tu entrenamiento, tomes un cuarto de litro de agua o de una bebida deportiva de la marca que prefieras (todas son iguales); esto te aportará el líquido necesario para que tu organismo funcione durante una hora o poco más, en caso de que transpires demasiado, bebe cuarto y medio.

Durante una carrera oficial, dependiendo de la distancia, es conveniente que te hidrates en cada puesto de abastecimiento, uno o dos tragos, no importa que no tengas sed; detente, tómate tu tiempo, hidrátate, y sigue adelante disfrutando intensamente de tu carrera.

Acondicionamiento físico

Un día, alguien me preguntó: ¿Cómo le haces para correr tantos maratones y no lesionarte? Mi respuesta no fue inmediata. De joven siempre me gustó el deporte, originalmente las pesas y la gimnasia en aparatos. Unas mancuernas de cemento y una barra instalada en la puerta de mi recámara fueron suficientes para enamorarme del ejercicio; hace años entendí que el ejercicio y el movimiento me acompañarían toda la vida. Las pesas y la barra me dieron fuerza y resistencia en mi primera juventud.

Años después, cuando ya estaba en la universidad, el destino y Coyoacán me reencontraron con un amigo de la secundaria: Pepe Ovalle. Él me llevó por primera vez a la montaña, una experiencia no del todo agradable; sí, como cuando corres por primera vez un maratón, te va mal y terminas diciendo: "En mi vida vuelo a correr el maratón". Pero, pasan los días, se olvidan los malos ratos y nuevamente estás ahí donde te gusta.

El deseo por conocer más sobre montañismo me llevó al Club Citlaltepetl, donde me inculcaron el gusto por este deporte. Sin embargo, para mejorar mi desempeño, fui seleccionado por la Federación Mexicana de Excursionismo para tomar dos cursos e iniciar un programa de acondicionamiento físico en el COM con el profesor Ludskmavov. Ahora sé bien que el entrenamiento es la clave para un buen desempeño en cualquier deporte.

Pocos años después, tuve la oportunidad de formar parte del grupo de montañismo de la UNAM. Allí me inicié en la carrera. Manuel Casanova, jefe del grupo, nos hacía correr 10 o 15 kilómetros por la carretera Ajusco-Picacho. Cada día me daba cuenta de la importancia del fortalecimiento físico general para poder estar en los primeros lugares dentro del grupo. Y en 1980 participé en la Primera Expedición al Himalaya.

Paralelamente al entrenamiento para la montaña, mi cuerpo y mi mente habían encontrado ese placer por la carrera de larga distancia, tan semejante por momentos al caminar en solitario por la montaña. Soledad, esa soledad del corredor de larga distancia. Un día, mi exlumno y amigo Germán Figueroa, homónimo de aquel otro que en 1992 conquistara la cumbre del Gasherbrum, me dijo: "Todo practicante de un deporte debe poner mucha atención en la resistencia, la velocidad, la elasticidad y la fuerza, estos cuatro aspectos del desarrollo físico armonizan el cuerpo y te preparan para un mejor desempeño en la carrera".

Fuerza, resistencia, flexibilidad y velocidad son fundamentales para poder correr 100 maratones con el mínimo de lesiones. No soy "Superman", sólo soy un hombre común y corriente que sabe que la clave del éxito está en la preparación física y mental.

"Movimiento y vida", correr es movimiento y movimiento es vida, una verdad imposible de negar. El fortalecimiento muscular es importante para poder resistir el esfuerzo de la maratón; así como la elasticidad, ya que la carrera nos hace poco flexibles; las corvas y la espalda baja se deben estirar constantemente para evitar el "engarrotamiento".

¿Por qué no me lesiono? Me quedo pensando antes de contestar, y ahora recuerdo que una vez sí me lastimé la rodilla y el nervio ciático. Lesiones que fueron atendidas en su tiempo por buenos y malos médicos. Peligrosos personajes que poco o nada saben de las enfermedades "de la salud". Si nunca me hubiera movido, si nunca hubiera practicado deporte, seguramente, no tendría lesión alguna.

A lo largo de muchos años de correr cada vez más distancia, sólo la medicina preventiva me ha ayudado, así como los ejercicios de elasticidad y fortalecimiento, antes y después de correr, y quedar sin aliento, pero de ahí donde no queda nada hay que renacer, para hacer estiramientos y fortalecer los músculos, y poder continuar al día siguiente como un hombre nuevo, que ha vivido y que nuevamente busca el reencuentro con su verdadero yo.

¿Correr solo
o acompañado?

En mi libro *Correr 100 maratones... gusto, juego, adicción*, en la sección Preguntas y respuestas, se aborda el tema de correr solo o acompañado. Ahora deseo hablar de esto.

Correr es un liberador de tensiones; nos relaja del estrés diario producido por el trabajo, la vida social y familiar, y ese constante ir y venir por esta gran ciudad; tal vez para muchas personas que viven en pequeñas poblaciones no sea lo mismo.

Correr, para mí, es una forma de comunicación, ya sea que hable o simplemente escuche la plática de mis amigos; además me brinda la oportunidad de socializar y me ayuda a comprender las actitudes de mis semejantes.

Correr me permite reflexionar, sobre todo, cuando voy acompañado, pero solo, inmerso en mis pensamientos.

Correr es un deporte y mucho más, me enseña el inmenso valor de la victoria, del triunfo, de cumplir una meta y sentirme realizado.

Correr me obliga a superarme, a buscar el espíritu olímpico: más alto, más rápido y más fuerte; es una forma de competir conmigo mismo o contra los demás. Sin duda, correr es una terapia benéfica para millones de seres humanos en el mundo.

Pero regresemos a la pregunta: "¿Correr solo o acompañado?" He aquí el dilema shakesperiano... Yo, como muchos, corro acompañado durante los entrenamientos, por calles o jardines, y no hay nada mejor que entremezclar el deporte de correr con la plática, y así como los metros y los kilómetros van trascurriendo, los temas vienen y van, trabajo, deportes, política, amor...; y formarse una opinión personal enriquece el alma. Sí, cuando entreno, cuando tengo la oportunidad, me gusta hacerlo en compañía de mis amigos y amigas.

Ahora bien, cuando corro 5 km, 10 km, 21 km o la maratón, en competencia oficial, me gusta hacerlo solo para que nadie me "saque del ritmo". Y no soy el único que piensa así; en Guadalajara, Torreón, San Luis Potosí, y otras ciudades de la República Mexicana, lo he escuchado una y mil veces; las historias y los comentarios se repiten una y otra vez. Recuerdo bien a Roger, un buen amigo corredor del Bosque de Tlalpan que me dijo en el maratón de Torreón: "Toño, me puedo ir contigo a tu ritmo". Yo simplemente le contesté: "Sí, pero un metro atrás para que no me saques de ritmo". Afortunadamente él lo entendió, ya que otra persona puede tomarlo como una pedantería o puedes herir sentimientos.

Por lo tanto, en una carrera oficial, si quieres correr solo, a tu ritmo, inmerso en tus pensamientos, y evitar que más tarde le eches la culpa a otro de tu fracaso, si lo hubiera, ten el valor de decir: "Perdóname, pero estoy acostumbrado a correr solo en una carrera oficial".

Todos debemos respetar la decisión personal de correr solo o acompañado, al final de cuentas hay que disfrutar la carrera, terminando siempre de la mejor forma, realizado, satisfecho y en paz.

Por el dolor, el placer y la vergüenza

¡Cuánto dolor! ¡Ay, Dios mío! Quisiera que esto terminara. No sé si es mi mala preparación, la humedad, el intenso calor, una noche de amor o lo inclinado de la pendiente; lo cierto es que siento un dolor insoportable, pero soportable; debilidad extrema y sudor frío. Sé que yo me lo busqué y que nadie me obligó a estar aquí, arrepintiéndome de todos mis pecados; siento calambres en las piernas, mi respiración es agitada y tengo ganas de vomitar. Sí, estoy sufriendo y eso no me gusta, sé muy bien que ésa no es la razón por la que corro. Lo hago para disfrutar, para gozar del momento, de la ciudad, del campo.

También sé perfectamente que después de esto, del sufrimiento y el dolor, vendrá el placer, el disfrute pleno de moverme con libertad por calles y callejones, por campos y bosques... El placer de correr, el placer de la comunicación y el placer de la contemplación son geniales. Qué bueno que todo sacrificio del cuerpo tiene su compensación en el alma; la espera de estos momentos me ha dado fuerzas para resistir el dolor y ahora disfrutar y gozar, aceptar el placer y dejarme llevar por los instantes mágicos que me regala, metro a metro, el deporte de correr, mi juego favorito. He olvidado los malos ratos, el dolor, las malas pasiones, la ansiedad, las malas vibraciones, sí, todo lo negativo que acompaña al dolor.

Y me pregunto: ¿Qué será de mí? ¿Qué hubiera sido de mi vida si no fuera capaz de resistir, de comprometerme conmigo mismo? ¿Cómo daría la cara a mis familiares y amigos? Quizá andaría por la ciudad y el mundo sintiendo vergüenza por no haber sido lo suficientemente fuerte física y mentalmente para soportar el dolor, sabiendo que no es eterno y que al terminar vendrá el placer y el gusto por la vida: sentirse realizado y en paz.

Por todo lo anterior, hoy más que nunca, sé que el deporte de correr es contemplación, comunicación y cultura, pero también es dolor, placer y vergüenza.

La locura de correr

Correr por correr es una locura, pero también es una actividad que nos hace diferentes a las demás personas.

¿Por qué debemos correr? ¿Cuál es el objetivo? Preguntas y más preguntas que he escuchado, una y otra vez. Ahora que corro por calles, parques o bosques, sé que no me equivoqué al tomar la decisión de convertirme en corredor, importándome poco las críticas de los necios, faltos de imaginación que no entienden que "correr es movimiento y movimiento es vida".

Tengo muchos años corriendo y, en ese andar por diferentes espacios, en mi ciudad y en otros países, el tiempo ha transcurrido placenteramente. Es genial correr en compañía de amigos y amigas, compartiendo el momento, el hoy y el ahora, platicar y externar lo que nos molesta, escuchar opiniones y, como resultado, ser mejores. Yo le debo mucho a esta maravillosa terapia. Relaciones humanas, trabajo y amor, todo resulta fácil y tiene solución después de correr solo o acompañado.

Millones de "locos" corren por las calles de las ciudades más importantes en el mundo, locos que se han atrevido a dejar lo tibio de su lecho para calzarse un par de tenis, ponerse un *short*, una playera y salir a correr a mitad de la noche, a pesar de la lluvia y el frío. Los seres "normales" no entienden qué nos conduce a cometer semejante locura. Una vez dijo el doctor Sheehan en un tono bíblico: "Abandonarás a tu padre y madre... y te irás a correr". Los corredores sabemos que esta admonición tiene mucho de verdad; cuántos de nosotros "locos corredores" hemos abandonado padre, madre, esposa, hijos, amante, reuniones, etcétera, y nos hemos salido al encuentro de este maravilloso deporte de correr.

Hace más de 400 años, Miguel de Cervantes Saavedra creó un personaje mítico al que llamó don Quijote de la Mancha, un hombre con la cabeza llena de locuras, un individuo que, con el paso del tiempo, ha sido símbolo de actuar y no dejarse vencer. Los corredores somos como aquel "Caballero de la Triste Figura", quien, en medio de su locura, combatía con personajes imaginarios, su hermosa locura lo mantenía vivo y en la aventura.

Los Quijotes del siglo XXI debemos mantenernos haciendo locuras, de lo contrario estaremos condenados a la pasividad y a la inmovilidad, y no moverse es comenzar a morir.

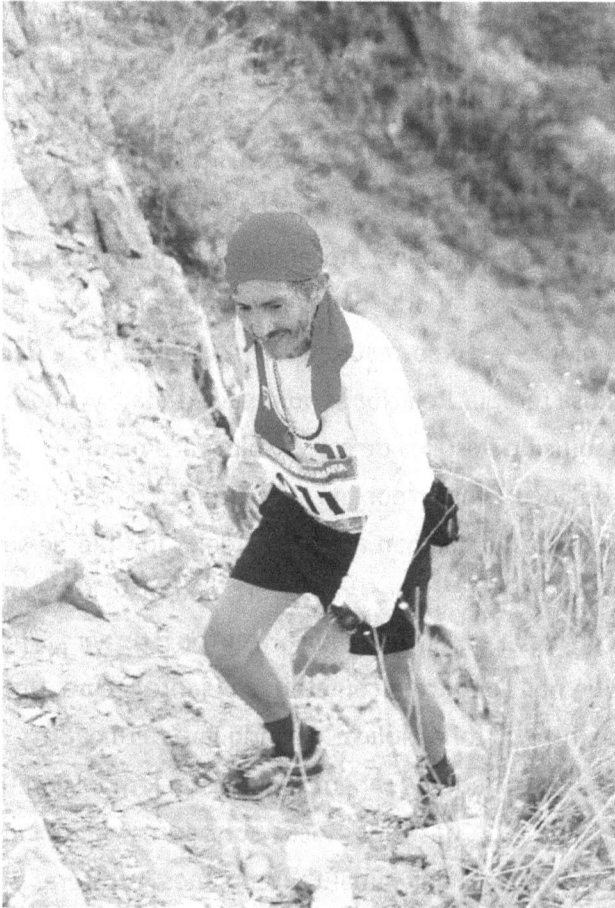

Francisco Nepomuseno, campeón de los 100 km, en Guachochi, Chihuahua.

El ritmo

Una vez le pidieron a Juan Pablo II que diera la salida del maratón de Roma. Los miles de corredores participantes guardaron silencio ante la sola aparición del Papa en el balcón central de la Basílica de San Pedro. Los competidores, expectantes, escucharon estas palabras: "La maratón es como la vida, todos debemos correr, cada quien al ritmo que le es posible".

Correr a ritmo es correr como campeón; todos los atletas que son profesionales o corredores "de elite" entrenan durante meses para poder mantener su ritmo, es decir, correr cada kilómetro en el mismo tiempo.

Todos tenemos nuestro propio ritmo. Siempre que alguien se acerca a mí para preguntarme cómo debe correr, al mismo tiempo le pregunto: "¿Qué tiempo piensas hacer?"; por supuesto si ya es un corredor con experiencia. La pregunta es esencial porque no podemos ni debemos plantarnos frente a la manta de salida con la mentalidad de "a ver cómo sale". Si no planeamos la carrera con base en nuestro entrenamiento, lo más seguro es que tengamos problemas.

Es común que, con el disparo de salida, la dinámica de la masa de corredores "nos jale", y allá vamos todos corriendo al ritmo de otros, sin pensar si vamos rápido o lento. Muchas veces escuchamos decir: "Iba muy bien en el cinco", "Iba muy bien en el diez", "Iba muy bien en el veintiuno"… Para evitar esto, lo repito una y otra vez, debemos planear nuestra carrera, es decir, el tiempo que pensamos hacer.

A mí me ha funcionado saber cuánto tiempo hago en 5 km para planear mi ritmo en 10 km, y un diez me permite planear mi ritmo en un 21, y en la maratón. Correr a ritmo es correr como campeón, debemos recordarlo, todos somos diferentes, nuestro ritmo no es igual al de otros.

Finalmente, cuando vayas a correr una carrera oficial, debes planear en qué tiempo vas correr cada kilómetro, y esto es válido para un 5, 10, 15, 21 km o la maratón.

Un error grave que comete mucha gente es correr muy rápido los primeros kilómetros y después, con lo que les queda de energía por el aceleramiento inicial, llegan a la meta agotados y a punto de desfallecer; esta estrategia puede ser dañina para la salud.

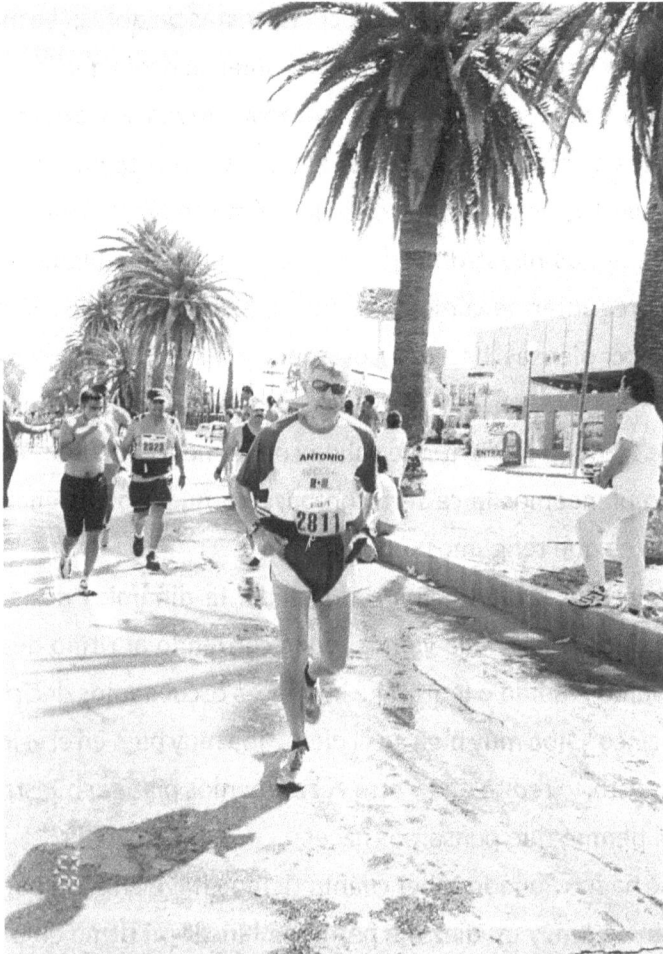

Antonio Cortés, a 3 km de la meta, en el maratón Lala.

Filípides

Los antiguos Juegos Olímpicos se celebraban en honor al dios Apolo. Como parte de los modernos Juegos Olímpicos, se realiza una prueba atlética que deseo mencionar, ya que el mundo actual ha olvidado que algunas hazañas del pasado tienen repercusión en el presente.

En el año 400 a.C., en las colinas de Maratón, Grecia, se escenificaba una más de las batallas entre griegos y persas. ¿Por qué hablo de estas batallas? Porque una de las pruebas atléticas más populares en estos tiempos de contaminación, rayos láser y viajes a la Luna se llama como aquellas legendarias colinas: "Maratón".

Cuando nos iniciamos en este deporte; oímos, de vez en cuando, que existe esa prueba de 42.195 km corriendo, ¡sí!, corriendo, pero damos poco crédito a lo que escuchamos o somos poco conscientes de eso; sin embargo, a medida que "crecemos" en esta actividad, sabemos que, tarde o temprano, la enfrentaremos y, como en nuestra primera cita de amor, no sabemos qué pasará.

En aquella época, la lucha por el dominio de los territorios era continua y sangrienta; los persas, dirigidos por Darío, se enfrentaban a los griegos de Alcibíades. Después de varios días de lucha encarnizada, y cuando la balanza se inclinó del lado de los griegos, Filípides, un simple guerrero, recibió una orden de sus superiores: "¡Ve, corre y diles que hemos triunfado! ¡Que preparen todo para el festejo, porque hemos derrotado a Darío el Grande!"

Más tardó Filípides en recibir la orden que en iniciar una carrera desenfrenada por llanos, colinas y bosques. Él era un hombre "viejo" de 25 años... y debía recorrer los 38 km que separaban las colinas de Maratón de Atenas, en el menor tiempo posible.

Me parece verlo, calzado con sandalias, vestido con un trapo que le medio cubría el torso y que, al mismo tiempo, hacía las veces de calzón, corriendo a través de los campos, emocionado y por momentos fuera de sí, por ser el portador de tan reconfortante noticia. "¡Oh, dioses magnánimos, gracias por haberme elegido como el portador de tan reconfortante noticia!", dice.

El silencio de los pastizales es interrumpido por el sonido de sus sandalias, habla y grita a los cuatro vientos para que los lugareños se enteren: "¡Somos vencedores! ¡Hemos ganado! ¡Por fin derrotamos a Darío el Grande! ¡Somos libres! ¡Somos libres!"

Sin darse cuenta, va "comiéndose" los kilómetros, no importa qué tan cansado se sienta. ¿Acaso eso es importante? Lo que anuncia lo satisface. No sabemos durante cuánto tiempo corrió; a su paso por los pequeños poblados, muchos niños y niñas lo acompañan hasta la salida.

Finalmente, y después de algunas horas, llega a Atenas, la del Partenón, la de Aristóteles y Platón. Atenas lo espera; así que entra por las calles, mitad empedradas y mitad terregosas; muchos atenienses lo ven con extrañeza. "¿Quién es ése que como poseído pasa por entre la gente?", comentan. Su jadear se hace muy intenso, dobla por una calle y luego por otra, conoce muy bien el lugar; unos pocos metros y estará frente al gobernante; de pronto, siente un fuerte dolor en el cuerpo, pareciera que el corazón se le quiere salir del pecho y que la cabeza le va a estallar, pero sigue corriendo, nada ni nadie podrá detenerlo, la meta está próxima, siempre quiso ser un triunfador. Finalmente, da la última vuelta y por fin está frente a Temístocles. Con voz entrecortada por los sentimientos, el guerrero logra decir: "¡Señor! ¡Hemos ganado! ¡Hemos derrotado a los persas! ¡Somos libres! ¡Somos libres!" Su grito resuena por toda Atenas. Eco, pregón oculto de la buena nueva, no termina de avisar cuando Filípides cae para no levantarse jamás.

Aquella victoria de los griegos sobre los persas, históricamente, significa el triunfo de la individualidad sobre la esclavitud, a partir de la batalla de Maratón se inicia el esplendor de la época de oro de la cultura griega.

Y finalmente...
La maratón

Filípides, ve, corre y diles que hemos triunfado.

Filípides, un soldado, un guerrero como tú o yo, corrió desde las colinas de Maratón hasta Atenas anunciando que los griegos habían derrotado a los persas.

De esta historia, de la vida real, nace el concepto de la moderna carrera del maratón: 42.195 km es la distancia actual y representa un reto para todos los corredores.

Lo he dicho, lo he escrito, y lo diré por siempre: "Tarde o temprano los corredores enfrentaremos la maratón y, como en nuestra primera cita de amor, no sabemos qué pasará".

¿Qué hacer? ¿Cómo entrenar? ¿Seré capaz de lograrlo? Éstas y otras preguntas nos hacemos cuando, finalmente, nos decidimos a correr la maratón. Sé muy bien que he corrido dos o tres medios maratones, pero lo pienso, y lo pienso bien, pues aún me faltaría la otra mitad, los otros 21.1 km que me han dicho son los más difíciles; sin embargo, también sé que me he preparado para enfrentar el reto; cuando entrenaba llegué a correr 3 o más horas. A unos días de la carrera debo descansar; durante mi periodo de entrenamiento siempre he estado consciente de que debo enfrentar al maratón con respeto, pero sin miedo.

Una frase famosa dice: "Más vale llegar descansado que sobreentrenado". Los anales de la maratón están llenos de historias de corredores que no supieron controlar sus ansias y siguieron corriendo durante horas, incluso unos días antes, y llegaron agotados el día de la competencia.

Antiguamente, los métodos de entrenamiento programaban carreras de larga distancia, casi se debía correr la misma distancia de la maratón uno o dos días antes, y como todos lo hacían, la competencia era pareja; pero con el paso del tiempo la fisiología deportiva demostró que los competidores deben llegar con una buena carga de energía acumulada (glucógeno) para tener mejor desempeño, ésta es la razón por la que los métodos modernos someten a los atletas a un descanso activo las últimas semanas antes de la maratón.

Hace algunos años, los médicos descubrieron la llamada "carga de carbohidratos", que consiste en lo siguiente: el domingo anterior a la competencia se realiza la última carrera medianamente larga, ésta provoca que los niveles de glucógeno (energía) en músculos e hígado disminuyan. Lunes, martes y miércoles debemos ingerir una dieta rica en proteínas y verduras, dicha dieta hace que los niveles de glucógeno desciendan aún más (ya que las proteínas tardan tiempo en metabolizarse y convertirse en glucógeno). Finalmente, los últimos tres días antes de la carrera, debemos comer una dieta rica en carbohidratos (pan, papas, pastas, etcétera). Los fisiólogos han descubierto que los músculos y el hígado están ávidos de glucógeno, por lo que éste es absorbido en tal forma que las reservas aumentan en un buen porcentaje, haciendo que nuestro "tanque" de gasolina tenga más capacidad. Con el "tanque" lleno, de nosotros dependerá cuánto tiempo nos dure el combustible.

Bien o mal, tu entrenamiento ya se cumplió, lo sabes muy bien, mental y físicamente tienes que estar seguro de lo que eres capaz, debes tener oídos sordos para todos aquellos que te dicen que es una locura lo que intentas hacer; recuerda que siempre existirán necios que no entienden que habemos hombres y mujeres diferentes al común de los habitantes de las grandes ciudades. Sólo nosotros, los que un día estaremos inmersos entre el grupo de "locos", sabemos que correr la maratón nos llena de vida y nos obliga a regalarnos tiempo, ese tiempo perdido en este mundo de seres enajenados.

Antes de terminar, quiero mencionar algo muy importante que tiene que ver con números, me refiero a la planeación de la carrera ya que con base en esta planeación lograrás el éxito o el fracaso.

Quizá muchos ya definieron el tiempo en el que correrán la maratón; su entrenador, algunos consejos o ustedes mismos han planeado cómo enfrentar la competencia. Pero quiero compartirles cómo he programado el tiempo en los últimos 90 maratones.

Mi sistema es muy fácil: a mi tiempo en una carrera de 10 km, máximo tres o cuatro semanas antes de la competencia, le agrego de 7 a 10 minutos, y el resultado será el tiempo en el cual debo correr cada 10 km en la maratón.

Recuerden:

1. 7 o 10 minutos dependerán de cómo hayas entrenado.
2. 5 km, 10 km, 21 km y la maratón se deben correr a ritmo, es decir, cada kilómetro al mismo tiempo.
3. Es un grave error correr al principio rápido y después lento.

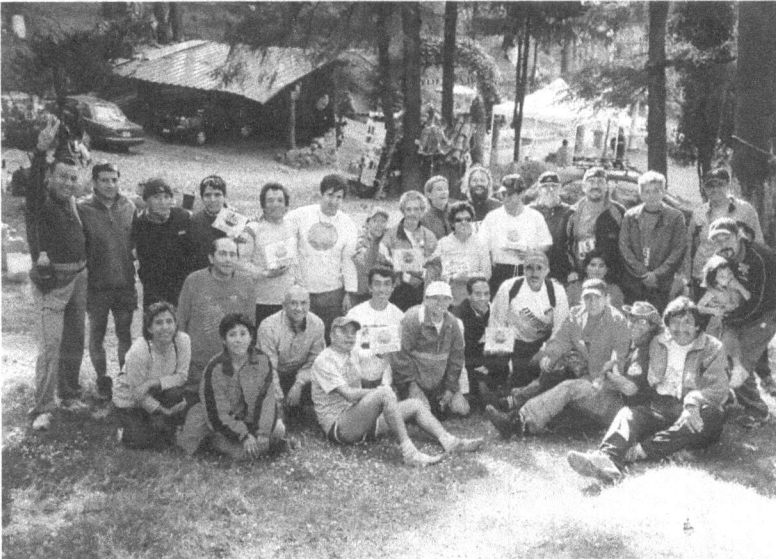

Al final de una carrera se siente la satisfacción de haber triunfado.

Maratón en 5 horas o más.
Promedio: 7 minutos 6 segundos por km

Semana	Lunes	Martes	Miércoles	Jueves	Viernes	Sábado	Domingo
1	8 km	3 km	8 km	3 km	8 km	2 km	14 km
2	8 km	3 km	8 km	3 km	8 km	2 km	16 km
3	10 km	5 km	10 km	5 km	10 km	2 km	18 km
4	10 km	5 km	10 km	5 km	10 km	2 km	20 km
5	12 km	7 km	12 km	7 km	12 km	2 km	24 km
6	12 km	7 km	12 km	7 km	12 km	2 km	20 km
7	14 km	9 km	14 km	9 km	14 km	2 km	24 km
8	10 km	9 km	10 km	9 km	10 km	2 km	20 km
9	8 km	5 km	8 km	5 km	8 km	2 km	14 km
10	6 km	3 km	6 km	3 km	6 km	2 km	Maratón

Promedio semanal: 57 km

1. Corre, trota y camina mucho para soportar las 5 horas o más que te permitirán completar los 42.195 km.

2. Martes, jueves y sábados, corre entre 15 y 20 segundos más rápido que el ritmo del maratón.

3. Lunes, miércoles y viernes, corre a 30 segundos más lento que el ritmo del maratón.

4. Domingo, corre de 45 segundos a un minuto más lento que el ritmo del maratón.

Notas importantes:

1. El día de la carrera, te recomiendo salir 10 o 15 segundos más lento del tiempo estimado; también es válido detenerte cada 10 km a estirar los músculos haciendo ejercicios de elasticidad, durante 2 minutos, y reintegrarte al maratón caminando y después trotando.

2. Toma agua caminando sin detenerte, bebe un trago, pásalo y después toma otro.

3. Si por alguna razón un día no puedes correr, no te preocupes, déjalo pasar y continúa con tu rutina del día siguiente.

Maratón en 4 horas 30 minutos.
Promedio: 6 minutos 24 segundos por km

Semana	Lunes	Martes	Miércoles	Jueves	Viernes	Sábado	Domingo
1	5 km	8 km	3 km	5 km	8 km	3 km	15 km
2	5 km	8 km	3 km	5 km	8 km	3 km	18 km
3	7 km	10 km	4 km	7 km	10 km	4 km	20 km
4	7 km	10 km	4 km	7 km	10 km	4 km	20 km
5	5 km	8 km	3 km	5 km	8 km	2 km	24 km
6	7 km	10 km	3 km	10 km	6 km	2 km	30 km
7	5 km	10 km	5 km	10 km	5 km	2 km	24 km
8	5 km	10 km	5 km	10 km	5 km	2 km	30 km
9	5 km	10 km	5 km	10 km	5 km	3 km	20 km
10	4 km	6 km	4 km	6 km	4 km	3 km	Maratón

Promedio semanal: 60 km.

Correr en 4 horas 30 minutos la maratón implica resistencia, debes acostumbrar a tu cuerpo a asimilar la distancia.

Semanas 1 a 4

1. Lunes, martes, jueves y viernes, corre a 6:30, 6:45 por km.

2. Miércoles y sábado, corre de 6:15 a 6:24 por km.

3. Domingo, corre de 7 a 7:15 por km.

Semanas 5 a 8

1. Lunes, martes, jueves y viernes, corre de 6:30 a 6:45 por km.

2. Miércoles y sábado, corre de 5:15 a 6:24 por km.

3. Domingo, corre de 7 a 7:15 por km.

Semanas 9 y 10

1. Lunes, miércoles y viernes, corre a 6:20 por km

2. Martes, jueves y sábado, corre a 6:45 por km.

3. Domingo, corre a 7 por km.

Maratón en 4 horas 12 minutos.
Promedio: 6 minutos por km

Semana	Lunes	Martes	Miércoles	Jueves	Viernes	Sábado	Domingo
1	6 km	8 km	10 km	12 km	10 km	6 km	20 km
2	6 km	8 km	10 km	12 km	10 km	6 km	20 km
3	8 km	10 km	12 km	14 km	12 km	6 km	24 km
4	8 km	10 km	12 km	14 km	12 km	6 km	28 km
5	8 km	12 km	10 km	18 km	10 km	6 km	30 km
6	8 km	12 km	10 km	18 km	10 km	6 km	28 km
7	6 km	12 km	10 km	16 km	10 km	6 km	24 km
8	6 km	10 km	8 km	8 km	8 km	6 km	Maratón

Promedio semanal: 83 km.

Semanas 1 y 2

1. Miércoles, jueves y viernes, corre a 6:30; domingo a 7 minutos por km.

2. Lunes, martes y sábado, corre a 6 minutos por km.

Semanas 3 y 4

1. Martes, miércoles, jueves y viernes, corre a 6:30 por km; domingo a 7 minutos por km.

2. Lunes y sábado, corre a 5:45-5:30 por km.

Semanas 5 y 6

1. Martes, miércoles, jueves y viernes, corre a 6:30 por km; domingo a 6:45-7 minutos por km.

2. Lunes y sábado, corre a 5:30 por km.

Semana 7

1. Martes, miércoles, jueves y viernes, corre a 6:30 por km; domingo corre 6:45 por km.

2. Lunes y sábado, corre a 5:30 por km.

Semana 8

1. Lunes y sábado, corre a 5:30 por km; los otros días realiza trote de 6:30 a 7 minutos por km.

2. Recuerda iniciar cada sesión lentamente para calentar, y al final no olvides tus ejercicios de elasticidad.

Maratón en 3 horas 50 minutos.
Promedio: 5 minutos 30 segundos por km

Semana	Lunes	Martes	Miércoles	Jueves	Viernes	Sábado	Domingo
1	6 km	8 km		15 km	8 km	6 km	15 km
2	6 km	8 km	10 km	15 km	8 km	6 km	20 km
3	8 km	10 km	10 km	16 km	10 km	8 km	20 km
4	8 km	10 km	12 km	16 km	10 km	8 km	25 km
5	10 km	12 km	12 km	18 km	12 km	10 km	25 km
6	10 km	12 km	14 km	18 km	12 km	10 km	30 km
7	8 km	10 km	14 km	16 km	10 km	8 km	30 km
8	6 km	8 km	12 km	8 km	8 km	6 km	20 km

Nunca debemos "caer hasta el fondo", esto significa que cuando correr nos apasiona y forma parte de nuestra vida, por muy poco tiempo que esta ciudad nos permita, siempre tenemos que buscar cómo, cuándo y dónde podemos correr para mantener equilibrio físico y mental.

Este programa lo he seguido muchas veces; las distancias cortas como 6 y 8 km las corro a ritmo de 5 minutos con 15 segundos; los 10, 12, 14 y 16 km los hago a ritmo de maratón, es decir, a 5 minutos 25 o 30 segundos; y las distancias largas como los 20, 25 y 30 km los hago a 5 minutos 40 segundos o hasta 6 minutos 15 segundos por km.

Recuerda nunca "caer hasta el fondo", ya que salir de ahí cuesta mucho trabajo.

Antes y después de cada sesión te sugiero hacer ejercicios de elasticidad para prevenir lesiones.

Maratón en 3 horas 40 minutos.
Promedio: 5 minutos 12 segundos por km

	Semanas									
	1	2	3	4	5	6	7	8	9	10
Lunes	6 km	7 km	8 km	9 km	10 km	12 km	12 km	12 km	10 km	½ h
Martes	8 km	9 km	10 km	11 km	12 km	14 km	14 km	14 km	12 km	½ h
Miércoles	12 km	12 km	12 km	12 km	15 km	16 km	16 km	16 km	15 km	½ h
Jueves	6 km	7 km	8 km	9 km	10 km	12 km	12 km	12 km	10 km	½ h
Viernes	12 km	12 km	12 km	12 km	15 km	16 km	16 km	16 km	15 km	½ h
Sábado	R	R	R	R	R	R	R	R	R	R
Domingo	15 km	15 km	20 km	24 km	25 km	20 km	30 km	25 km	20 km	42.195
Total de km	59	62	70	77	87	90	100	95	82	

Lo más importante que debes tomar en cuenta para el entrenamiento de la maratón es la resistencia de ritmo.

Cuando tienes una base de kilometraje como haber corrido un maratón 4 o 5 meses antes (que no haya sido el primero), puedes pensar en correr unos meses después.

Las distancias de 6, 7, 8 y 9 km se corren a 5 minutos por km.

Yo he corrido el maratón utilizando este programa y me he sentido bien; llegué a correr en 3 horas 40 minutos.

Las distancias de 10, 11, 12, 14 y 16 km se corren a 5 minutos 15 segundos por km.

Los días siguientes después de correr el maratón no debes fomentar la pereza, es por esta razón que al iniciar un nuevo programa no partimos de cero.

Las distancias de 20, 24, 25 y 30 km se corren de 5 minutos 45 segundos a 6 minutos por km.

Maratón en 3 horas 30 minutos (6 días de entrenamiento)

Semana	1a	2a	3a	4a	5a	6a	7a	8a	9a	10a	11a	12a
Lunes	R	R	R	R	R	R	R	R	R	R	R	R
Martes	6 km	6 km	7 km	7 km	8 km	8 km	9 km	10 km	10 km	10 km	7 km	7 km
Miércoles	11 km	12 km	12 km	14 km	17 km	17 km	19 km	17 km	18 km	18 km	14 km	7 km
Jueves	6 km	6 km	7 km	7 km	8 km	8 km	9 km	10 km	10 km	10 km	7 km	7 km
Viernes	11 km	12 km	12 km	14 km	17 km	17 km	19 km	18 km	18 km	18 km	14 km	7 km
Sábado	6 km	6 km	7 km	7 km	8 km	8 km	9 km	10 km	10 km	10 km	7 km	7 km
Domingo	12 km	16 km	19 km	22 km	20 km	27 km	30 km	37 km	28 km	37 km		42,195

km	52	58	64	71	77	85	98	103	94	103	712	77
Promedio	8.6	9.6	10	11	12	14	15	17	15	17	11	12

Programa basado en la distancia que he seguido en varios maratones en los cuales mi tiempo fue de 3 horas 30 segundos y 3 horas 15 segundos.

1. Los días de 6, 7, 8, 9 y 10 km se pueden correr a 4 minutos 30 segundos o 5 minutos 30 segundos.

2. Los días de distancia media, 12, 14, 17 y 18 km, se deben correr 30 segundos más lento.

3. Las distancias largas, 20, 27, 30, 37 km, se deben correr 45 segundos más lento que las carreras cortas.

4. R = Reposo.

Maratón en 3 horas 6 minutos 11 segundos

Semana	Lunes	Martes	Miércoles	Jueves	Viernes	Sábado	Domingo
1	12 × 200	15 km	2 × 500	15 km	10 km	20 km	30 km
2	6 × 400	10 km	3 × 1600	20 km	10 × 200	20 km	30 km
3	12 × 200	15 km	2 × 1600	15 km	10 km	20 km	24 km
4	8 × 400	10 km	3 × 1600	20 km	8 × 200	25 km	15 km
5	4 × 400	15 km	3 × 1600	15 km	10 × 200	20 km	30 km
6	8 × 200	10 km	10 × 200	15 km	8 × 400	15 km	25 km
7	10 km	10 × 200	10 km	8 × 400	101 km	Descanso	30 km
8	15 km	10 × 200	10 km	8 × 400	10 km	Descanso	35 km
9	8 × 200	10 km	4 × 800	15 km	8 × 200	Descanso	20 km
10	10 km	7 km	5 km 20 min	½ HT*	½ HT	½ HT	Maratón 3 h 6 min

Hacer 3 horas 6 minutos en el maratón quiere decir que cada kilómetro se corre a 4 minutos 24 segundos. Para poder sostener durante 42.195 km este ritmo se necesita resistencia, la cual se logra a través del entrenamiento por intervalos, las distancias a ritmo y la carrera de larga distancia.

1. Los intervalos de 200 m a 42-45 segundos con 2 minutos de descanso.
2. Los intervalos de 400 m a 1 minuto 36 segundos 1 minuto 40 segundos con 2 minutos de descanso.
3. Los intervalos de 1,600 m a 7-7 minutos 15 segundos con 2 minutos de descanso.
4. Las distancias medias como 10 y 15 km a ritmo de 4 minutos 45 segundos por km.
5. Las distancias largas como 20, 25, 30 o 35 km a 5-5 minutos 18 segundos por km.
6. Durante el entrenamiento deben cuidarse la alimentación, el descanso y los ejercicios de elasticidad.

---

* ½ hora trote.

Ritmo maratón

Min × km	5 km	10 km	15 km	20 km	25 km	30 km	35 km	40 km	Maratón
4'	20'	40'	60'	1 h 20'	1 h 40'	2 h	2 h 20'	2 h 40'	2 h 48'
4' 30"	22.5'	45'	1 h 7'	1 h 30'	1 h 52'	2 h 14'	2 h 36'	3 h	3 h 8'
5	25'	50'	1 h 15'	1 h 40'	2 h 5'	2 h 30'	2 h 55'	3 h 20'	3 h 30'
5' 30"	27.5'	55'	1 h 22'	1 h 50'	2 h 17'	2 h 44'	3 h 12'	3 h 40'	3 h 54'
6'	30'	1 h	1 h 30'	2 h	2 h 30'	3 h	3h 30'	4 h	4 h 12'
6' 30"	32.5'	1 h 5'	1 h 37'	2 h 10'	2 h 42'	3 h 14'	3 h 46'	4 h 20'	4 h 42'
7'	35'	1 h 10'	1 h 45'	2 h 20'	2 h 55'	3 h 30'	4 h 5'	4 h 40'	4 h 54'
7' 30"	37.7'	1 h 15'	1 h 52'	2 h 30'	3 h 7'	3 h 44'	4 h 24'	5 h	5 h 18'
8'	40'	1 h 20'	2 h	2 h 40'	3 h 20'	4 h	4 h 40'	5 h 20'	5 h 36'
8' 30"	42.5'	1 h 25'	2 h 7'	2 h 50'	3 h 32'	4 h 14'	4 h 56'	5 h 40'	5 h 56'
9'	45'	1 h 30'	2 h 15'	3 h	3 h 45'	4 h 30'	5 h 15'	6 h	6 h 18'

Es muy importante que los primeros 3 km revises tu tiempo y después cada 5 km.

Recuerda que el tiempo máximo que te puedes salir de ritmo es de 2 a 3 minutos más rápido o más lento, para que logres tu objetivo.

También toma en cuenta los tiempos olvidados que señalo en mi libro *Correr 100 maratones: gusto, juego, adicción.*

En una tela adhesiva, pegada en la muñeca, anota los tiempos del ritmo que pretendes.

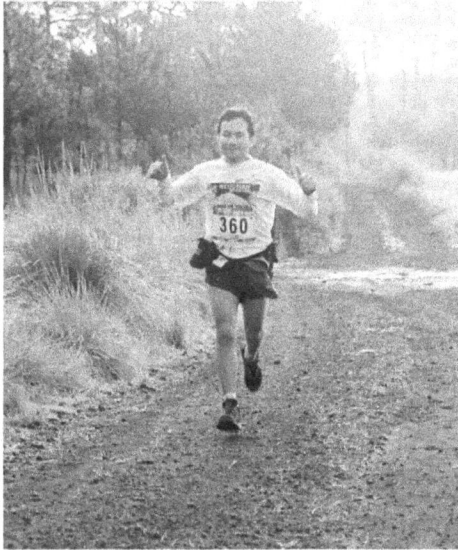

Camilo Gómez, corredor de más de 100 maratones.

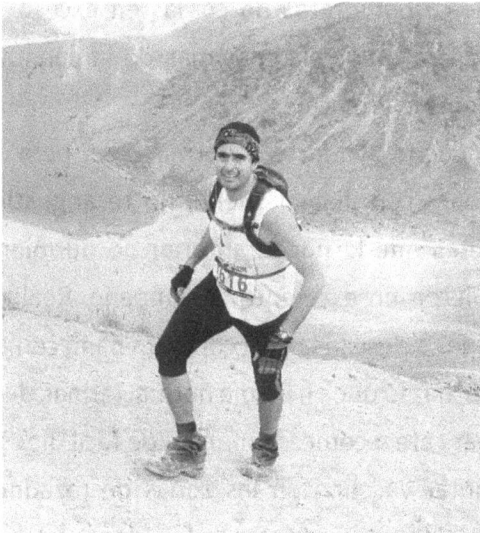

Antonio Chalita, *el Filósofo*, ultramaratonista, en el Nevado de Toluca.

Antes del maratón

1. Una semana antes, realiza un descanso activo.
2. Tres días antes, aumenta el consumo de carbohidratos (pan, sopas, papas, tortillas, etcétera.)
3. Hidrátate lo más que puedas durante la semana (sin exagerar).
4. Separa *short*, playera y tenis con los que vayas a correr, todo debe estar usado (tu número y chip tienen que estar fijos en playera y tenis).
5. Un día anterior, al recoger paquete, revisa bien la ruta y su altimetría (si puedes recorrerla antes será mejor).
6. Cena temprano para que te vayas a la cama sin estar lleno, y no tomes demasiados líquidos para evitar levantarte al baño de noche e interrumpir tu descanso.
7. En la cena de carbohidratos no comas en exceso, ya tus músculos e hígado están saturados, comer más de la cuenta puede causarte serios problemas estomacales.
8. Un relajante puede ayudarte a dormir bien, pero si aun así tienes dificultades para conciliar el sueño, no te angusties, hay miles de casos de atletas que la noche anterior no durmieron bien y al día siguiente tuvieron un excelente desempeño. Realizar estiramientos te puede ayudar a descansar, así como un baño con agua caliente.
9. Por la mañana, haz lo que en un día normal (orinar, desalojar el vientre, bañarte, tomar café o comer alimentos de fácil digestión).
10. No olvides untar vaselina en las zonas de rozaduras; lleva dinero, guantes, gorra, lentes, cangurera, reloj, bloqueador solar, gel, alguna bebida deportiva y todo lo que consideres necesario.
11. Por último, confía plenamente en que lo puedes lograr.

Durante el maratón

1. Si eres primerizo, colócate al final de la columna, en caso contrario, busca tu lugar en la columna de corredores.
2. No te preocupes si el primer kilómetro lo pasas lento.
3. Trata de correr cada kilómetro a ritmo, es decir, en el mismo tiempo con base en tu programa.
4. Si no sabes tomar agua corriendo, detente, toma agua y, después, sigue tu camino.
5. Si tienes una molestia en el tenis, párate, corrígela y sigue adelante.
6. Si estás muy cansado, detente, estira tus músculos y sigue avanzando, primero camina y después trota.
7. No permitas que te mojen la espalda, podrías tener dolores musculares.
8. Si tienes ganas de ir al baño, detente, busca un lugar para orinar y, después, reintégrate a la carrera.
9. De ti dependerá soportar mentalmente si checas cada km o cada 5 km (te recomiendo hacerlo el primero y el segundo, y después cada 5 km).
10. Evita tomar bebidas azucaradas al inicio, es mejor casi hasta el final.

Después del maratón

1. Al cruzar la meta, no te pares, sigue caminando, déjate guiar por los organizadores.
2. Camina durante 10 o 15 minutos antes de hacer algunos estiramientos.
3. Si te sientes mareado, pide ayuda en el servicio médico.
4. Comer un plátano, uvas, papaya o mango es bueno para el estómago, así como la hidratación.
5. Una bebida azucarada te ayudará a reponerte, también puedes tomar algunos tragos de cerveza si la acostumbras.
6. Toma un baño con agua caliente y, al final, date un regaderazo con agua fría, principalmente en las piernas.
7. Realiza ejercicios de elasticidad y haz una caminata para evitar el "engarrotamiento".
8. Come sopa aguada, arroz, frijoles, tortillas, verduras, es decir, alimentos de fácil digestión y nutritivos.
9. Procura mantener las piernas estiradas lo más que puedas.
10. Al día siguiente, realiza una caminata y un trote de 30 a 45 minutos, muy lento, pero con algunos estiramientos.

Ejercicios prácticos para antes y después de correr

Edelweiss y Nandadevi Cortés muestran los ejercicios básicos para antes y después de correr. Cada posición debe mantenerse por lo menos 30 segundos. Alterna las piernas en las opciones 2, 4 y 5. Los ejercicios 6, 7 y 8, en repeticiones, fortalecen el abdomen y la espalda baja.

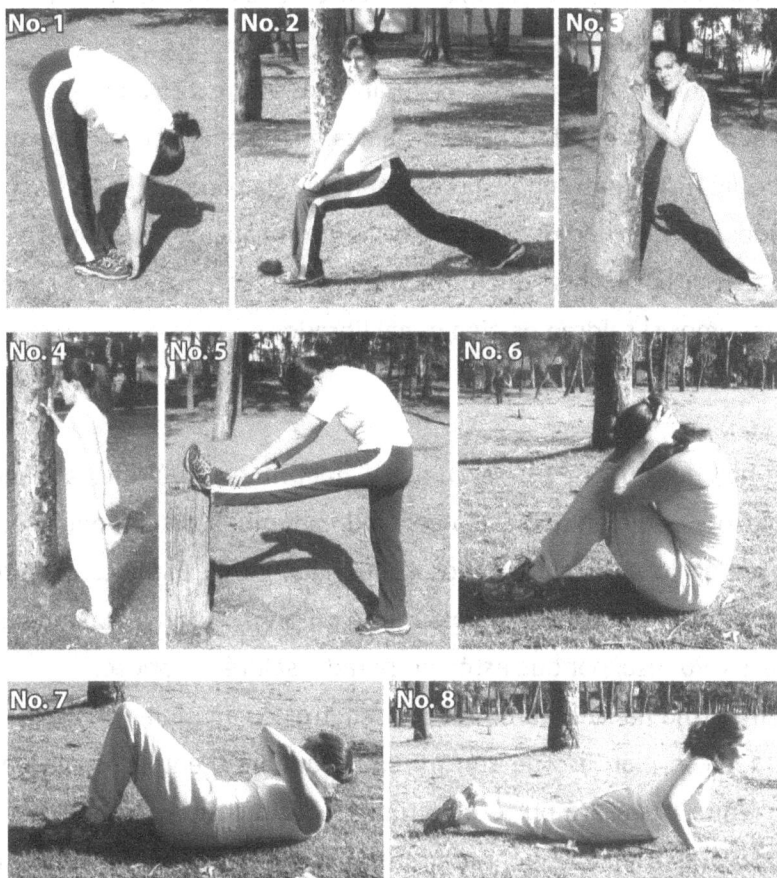

La pared en el maratón, ¿mito o realidad?

La primera vez que "vi" físicamente "la pared" fue en 1991 cuando participé en la maratón de Houston, en la milla 20 (kilómetro 32). Mi ritmo era el adecuado según el entrenamiento que realicé durante más de 3 meses.

Los organizadores de la maratón en Estados Unidos no olvidan los pequeños detalles que le dan esa magia que la hace ser única en las carreras pedestres tan populares durante los últimos 25 años.

Al llegar a dicha distancia los organizadores habían puesto una manta que decía: "Estás entrando en el territorio de "la pared" (*The Wall*)".

Todos los que hemos corrido un maratón sabemos, por información escrita o por boca ajena, que tarde o temprano enfrentaremos "la pared" y no sabemos si saldremos bien o mal librados.

Hasta hoy he corrido 126 maratones y, del primero al último, al llegar al kilómetro 30, sé bien que estoy entrando al umbral de la temida sección de la maravillosa distancia de los 42.195 kilómetros. Estoy consciente de que encontraré "la pared", pero durante mi preparación la imaginé una y mil veces. Por eso, por que estoy preparado, saldré victorioso.

Si mi ritmo ha sido durante 30 kilómetros compatible con mi plan de carrera y ese plan acorde con mi entrenamiento, entonces, "la pared" es un "mito" y pasaré por esos últimos 12 kilómetros cansado, pero no agotado al extremo de no poder sostenerme en pie. Si mi ritmo fue el adecuado durante la carrera, los últimos kilómetros me conducirán a un final victorioso y me sentiré satisfecho y en paz.

Sin embargo, "la pared" también puede ser una "realidad". Durante mis 126 maratones, no siempre he salido vencedor. Un día, hace muchos años, "la pared" me venció. Sí, lo recuerdo bien, no podría olvidarlo jamás…, pero es una experiencia que me ha permitido crecer.

Aquel día, corría codo a codo con Paco Condes, un corredor de 2 horas 25 minutos en maratón. Era el Maratón del Congreso del Trabajo de la Ciudad de México y yo pretendía correrlo en 3 horas. Los kilómetros fueron pasando y en el medio maratón mi mente me mandó un mensaje: "¡Cuidado, vas muy rápido!". Sin embargo, la euforia es mala consejera y seguí al mismo ritmo. Al llegar al kilómetro 30, en Avenida Palmas, en pleno descenso, mi mente me envió un segundo aviso: "¡Camina o párate, vas muy rápido!". Nuevamente ignoré el instinto de conservación. Paco Condes no dejaba de animarme, pero yo ya no hablaba. "La pared" me golpeó, una y otra vez; al llegar al kilómetro 35 pude decirle a Paco: "Vete, correré más despacio". Momentos después de que se alejó, un vómito incontrolable me impidió seguir, no podía caminar, un escalofrío me invadía y me temblaban las piernas; como pude me senté en la banqueta y me recosté, me dormí o me desmayé, no lo sé… Luego me despertaron los paramédicos: "Joven, joven, ¿está bien?". "Sí, sólo estaba descansado", les respondí. Cuando me senté, una vez más, el vómito y un fuerte dolor de cabeza me obligaron a recostarme. Los paramédicos hicieron su trabajo y, afortunadamente, luego de 30 minutos estaba repuesto.

Ese día, que nunca olvidaré, "la pared" fue una "realidad". Durante muchos kilómetros corrí a un ritmo para el que no estaba preparado, las consecuencias pudieron ser fatales. Pero aprendí que cada uno de nosotros tiene su propio ritmo y así debemos correr, de esa forma, siempre pasaremos por "la pared" como una sección más del maratón.

Comentaré con ustedes algunas experiencias que he tenido con esa barrera. Quiero decirles que "la pared", ésa a la que nos enfrentamos durante un maratón al correr en otro ritmo, tiene mucho que ver con la fisiología del esfuerzo.

Correr a otro ritmo, por lo general más rápido, nos hace consumir, aceleradamente, glucógeno (un químico que fabrica nuestro sistema de manera natural a partir de los carbohidratos y el azúcar y que funciona como "gasolina") contenido en nuestros músculos e hígado.

Consumir rápidamente el glucógeno no es recomendable, ya que las sensaciones de debilidad, mareo, escalofrío o vómito, hacen que correr se convierta en una actividad desagradable.

Pero, ¿cómo podemos evitarlo?, ¿qué debemos hacer?

Evitaremos un enfrentamiento con "la pared", siempre y cuando, durante nuestro entrenamiento, seamos disciplinados para correr al ritmo que nosotros conocemos o que el entrenador nos ha indicado.

Por lo general, las carreras de larga distancia lentas (LSD) sirven para que nuestro organismo se adapte, poco a poco, al consumo regular del glucógeno. Cuando digo carreras lentas, me refiero a que cada persona tiene su propio concepto de lentitud, con base en sus objetivos.

Por esa razón, porque es básica la adaptación a la distancia, todos los programas de entrenamiento para correr la maratón deben incluir 2 o 3 sesiones de distancias largas y lentas.

Evitaremos chocar con "la pared" si creamos o nos ayudan a crear un plan adecuado para correr la maratón, con base en nuestros tiempos en carreras de 10 y 21 kilómetros y ser muy ordenados e inteligentes cuando se da el disparo de salida.

Por otro lado, el tanque que contiene "la gasolina" (glucógeno), que se encuentra distribuida en músculos e hígado, puede incrementar su capacidad para que podamos resistir y correr por más tiempo. Esto es posible utilizando las técnicas modernas de alimentación.

Para aumentar la cantidad de glucógeno en nuestro organismo recurriremos a la llamada carga de carbohidratos, mediante ésta tendremos más energía y, con una buena planificación, "la pared" sólo será una sección más del maratón.

La importancia del ritmo

Quiero retomar el tema del ritmo. Cuánta razón tenía Juan Pablo II cuando dijo: "La maratón es como la vida, todos debemos correr, cada quien al ritmo que le es posible".

Ritmo, ritmo y más ritmo; manejar con inteligencia la distancia, no dejarse llevar por la euforia de los primeros kilómetros cuando tenemos mucha energía pero hay 42.195 kilómetros por delante. Inteligencia para que cada 5 kilómetros chequemos nuestro paso, nuestro ritmo y cuando te pregunten: "¿Cómo te fue en la maratón?", no respondas: "Iba muy bien en el 25; iba muy bien en el 35, pero..." Los "iba" no existen, sólo son producto de la mala planificación.

La angustia, desesperación, debilidad, sudor frío, vómito y otros males nos aquejan en "la pared", como preguntarse: "¿Qué hago aquí? ¿Por qué no renuncio y me salgo?", así como sentirse morir.

El doctor Thadeeus Kostrubala, en su libro *El placer de correr* (publicado por editorial Diana en 1980), nos dice: "Cuando Filípides corrió de las colinas de Maratón hasta Atenas, para proclamar la victoria de los griegos sobre los persas, tuvo que correr 35 kilómetros aproximadamente y al final murió. La pared, actualmente, es por momentos una remembranza de aquel hecho, ya que muchos de nosotros hemos dicho en plena pared:

"Me siento morir, me dio miedo y dejé de correr". Sí, el recuerdo de Filípides está presente.

Finalmente, "la pared" es una "realidad" cuando no planeamos o corremos a otro ritmo, y es un "mito" cuando sí planeamos nuestra carrera y avanzamos al ritmo para el cual estamos entrenados.

Rodillas

La vida de un corredor está llena de lesiones. Durante mis 32 años de ser un corredor constante, he padecido todas: tobillos, ciático, desgarres, pantorrillas, ingle, rodillas; a veces he pensado que si no hubiera sido corredor quizá no tendría estas lesiones, pero seguro tendría otras y, probablemente, más complicadas.

Para nosotros, los corredores, las rodillas son de suma importancia. Siempre que platico con alguien que ha dejado la carrera me dice: "Yo antes corría, pero me lastimé las rodillas y ahora ya no corro". A muchos se les ve con rodilleras elásticas y no dejan de comentar: "Ya tengo dos años y me siguen doliendo". Y lo más trágico es cuando dicen: "Me operaron, pero no quede bien".

Conozco muchos casos de corredores que han sido mal operados de las rodillas. Recuerdo que, una vez, un súper ortopedista me dijo: "Va a ser necesario que lo opere". Ese día, como pude, salí corriendo para escaparme de las garras del cirujano; luego recurrí a otras terapias y, a la fecha, he seguido corriendo maratones y ultramaratones.

A continuación mencionaré algunas causas que nos pueden provocar una lesión.

1. Correr durante mucho tiempo en superficies muy duras (concreto, metal, piedra, etcétera.)
2. Usar tenis desgastados y que no amortigüen el golpe con el suelo.
3. No contar con por lo menos dos pares de tenis para que los podamos alternar.
4. Padecer algún desequilibrio óseo (pierna corta o cadera).

5. Tener debilidad en ligamentos y tendones.
6. Falta de ejercicios de elasticidad y fortalecimiento.
7. Sobreentrenamiento o correr en exceso, así como descansos insuficientes.
8. Tener sobrepeso, edad avanzada (desgaste físico).
9. Debilidad en los cuádriceps.

¿Qué hacer para evitar o retardar la aparición de la dolencia, la lesión u otra cosa que nos impida mantenernos en el maravilloso deporte de correr?

1. Alternar los tenis con los que corremos, por ello es conveniente tener por lo menos 2 pares y que la amortiguación sea excelente.
2. Variar las superficies donde corremos. En mi libro *Correr 100 maratones, gusto, juego, adicción* hay una lista de las superficies más convenientes (en el presente libro aparece en la página 82).
3. Realizar ejercicios para fortalecer los cuádriceps.
4. Hacer ejercicios de estiramiento de los tendones.
5. Practicar ejercicios para fortalecer los abductores y, al mismo tiempo, ayudar a la cadera (correr en forma lateral en un sentido u otro).
6. Caminar sobre las puntas de los pies y sobre los talones.
7. Utilizar una liga o banda elástica para hacer ejercicios de fortalecimiento.

Ejercicios para evitar lesiones de rodillas

En algunos casos se pueden hacer con carga. Es recomendable practicarlos 1 o 2 veces por semana.

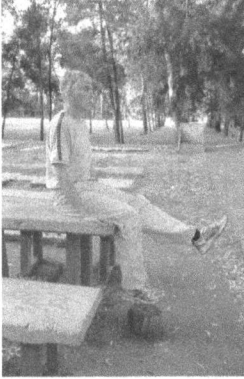

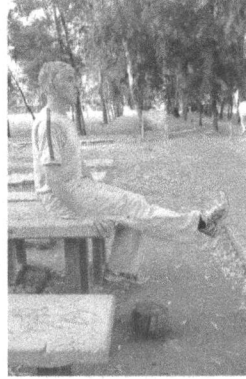

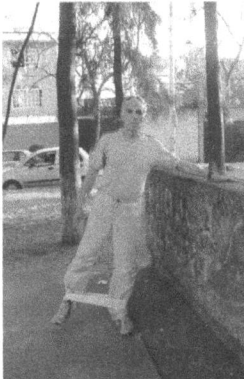

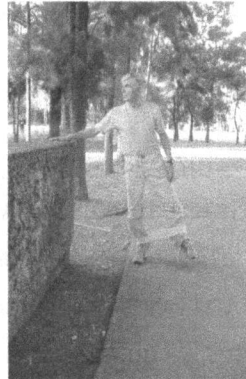

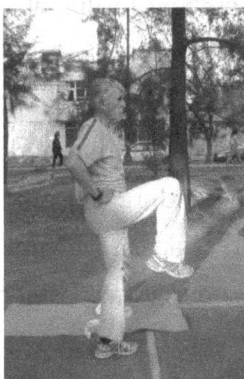

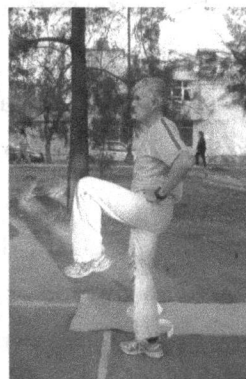

La recuperación

Lo ideal es recuperarnos lo más pronto posible después de una carrera o de un entrenamiento diario, para retomar de inmediato lo que nos gusta: correr. Cuando corremos rápido le exigimos más al cuerpo, y tanto músculos como articulaciones quedarán adoloridas; correr lento no causa esas molestias; sin embargo, todo dependerá de los objetivos y el entrenamiento; ya lo he dicho: "Durante los entrenamientos nuestro cuerpo aprende a reconocer el esfuerzo y, día con día, se hace más eficiente para manejar ritmos más rápidos.

Mientras más pronto sea la recuperación, más rápido nos reincorporaremos para poder correr 5 km, 10 km, 21 o la maratón.

Cuando terminamos de correr no debemos "tirarnos a la fiaca"; yo sé muy bien que al cruzar la meta, lo único que deseamos es sentarnos y descansar. ¿Quién le hace caso a Antonio Cortés cuando dice: "Camina y sigue caminando"? Debemos superar ese deseo incontrolable de sentarse, quedarse quieto y sin vida; y tenemos que continuar caminando durante los entrenamientos, ya que seguir en movimiento, por unos minutos más, permitirá que nuestro cuerpo se recupere más fácilmente.

Cuando algunos compañeros me preguntan: "¿Cuánto tiempo debo dejar pasar entre una carrera y otra?", les respondo: "Correr una carrera y otra, con mínimo una semana de diferencia, dependerá de tu fortalecimiento, el cual, a su vez, dependerá del entrenamiento, de los kilómetros corridos, la elasticidad, el acondicionamiento físico y el descanso activo; si tú haces todo esto, no tendrás problemas para correr una carrera y otra; sólo debes estar consciente que los ritmos serán diferentes entre una y otra".

El descanso activo es la búsqueda de la recuperación. Todos los corredores, incluyendo los de elite, de quienes debemos aprender nosotros los aficionados, hacen un descanso activo durante su periodo de entrenamiento y durante la recuperación después de una competencia.

Caminar, caminar y caminar es lo más simple para recuperarnos; los corredores que no vivimos de este deporte, los que al día siguiente debemos ir a trabajar a una oficina, salir a vender, manejar un taxi, atender al público, laborar en el hogar, etcétera, normalmente, no podemos darnos el lujo de recibir un masaje corporal o reposar en tinas de hidromasaje, como los corredores profesionales; no obstante, si no tenemos acceso a esas terapias, yo recomiendo hacer ejercicios de elasticidad y, desde luego, caminar.

En alguno programas que he compartido con ustedes, comenté una gran verdad que yo he experimentado durante mi vida de corredor: "Cuando termines de correr un 5 km, 10 km, 21 km o la maratón, no te detengas, mantente en movimiento", de esa forma estarás siempre, como decía Emiliano Zapata, "con las botas puestas y el caballo ensillado", es decir, listo para cuando tus "cuates" te inviten a correr el fin de semana, sabiendo que la anterior corriste un 10 km o un 21 km.

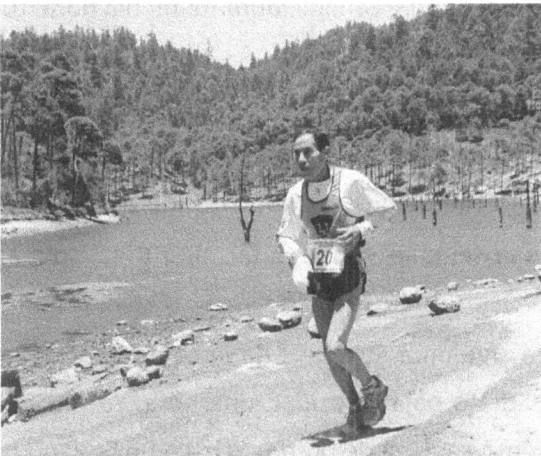

Marcos Piña, un veterano fuera de serie, corriendo en la presa Iturbide.

Al final de una carrera

1. Al cruzar la meta sigue caminando, por lo menos, durante 10 minutos.

2. Si te pueden dar un masaje después de caminar será mejor.

3. Toma suficientes líquidos para reponer las sales perdidas, de preferencia bebidas deportivas o agua mineral sin gas.

4. Procura que el alimento de ese día sea ligero, de fácil digestión y con alto contenido de carbohidratos.

5. En cuanto puedas, haz ejercicios de elasticidad, de 15 a 20 minutos.

6. Date un baño, primero con agua caliente y al final con agua fría en las piernas; si tienes oportunidad de estar en una alberca, hazlo, la hidroterapia es maravillosa para la recuperación.

7. El hielo en las piernas también ayuda, activa la circulación sanguínea.

8. Al día siguiente, inicia tu entrenamiento con una caminata de 10 a 15 minutos, mueve tus brazos, agáchate, gira la cintura con los brazos abiertos y muévete para que la sangre fluya.

9. Camina y trota, trota y camina, durante media hora, tu cuerpo te dirá a qué ritmo.

10. Al final, o "casi" al final, corre tramos de 20 a 30 metros, abriendo un poco la zancada, unas 4 o 6 veces, termina haciendo ejercicios de elasticidad. Recuerda que el cuerpo decide si podemos correr o no.

11. El resto de la semana, repite la misma rutina, sólo agrega un poco más de ejercicios de elasticidad.

12. El domingo siguiente, después de la competencia, ya es tiempo de correr a media o baja velocidad una hora. Yo recomiendo que este entrenamiento se haga de preferencia en un terreno plano.

13. Cuídate mucho de los enfriamientos, en cuanto termines de correr, cambia tus ropas húmedas por secas.

14. La vitamina C o un complemento vitamínico son recomendables.

15. Finalmente, al inicio de tu entrenamiento, no olvides hacer ejercicios de elasticidad: los músculos y ligamentos flexibles equivalen a una recuperación rápida.

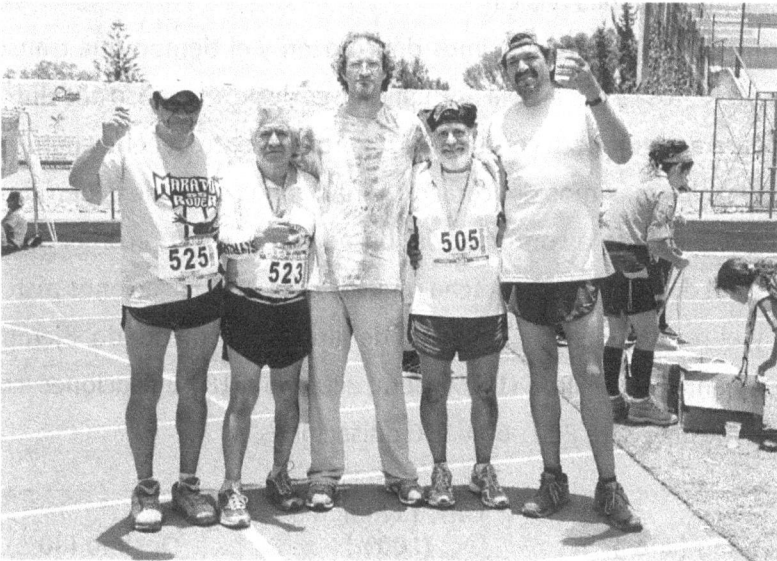

David, Fausto, José, Lorenzo y Polo al final de la México-Cuernavaca.

Patrones para el control de autoentrenamiento

Cuando no se tiene un entrenador capaz, que día con día esté "checando" cómo evoluciona un corredor, como es mi caso, debemos seguir algunas reglas básicas.

Primera. Los latidos máximos del corazón y el tiempo que transcurre hasta que éstos regresan a la normalidad, es decir, en reposo absoluto, son una pauta a seguir para controlar lo vigoroso o lento del entrenamiento.

Los latidos máximos del corazón varían con la edad de acuerdo con la tabla que presento a continuación, basada en la regla recomendada por Jim Fix y el doctor Sheehan, dicha regla dice: "A 220 pulsaciones réstele su edad y el resultado será el máximo de latidos recomendado. Ejemplo, si tiene 40 años, el máximo (100%) será: 220 - 40 = 180 pulsaciones; con 60 años el máximo será 220 - 60 = 160 pulsaciones".

Edad (años)	Latitud máxima (100%)	Óptimo (80%)
20	200	160
30	190	152
40	180	144
50	170	136
60	160	128
70	150	120

Siempre será recomendable correr a 80% para tener un margen de seguridad.

Segunda. Si después de transcurridos 2 minutos su pulso es mayor a 120 pulsaciones, esto quiere decir que el entrenamiento fue demasiado vigoroso y lo mejor será disminuir la intensidad o la velocidad. Para tomarse el pulso existen varias formas:

I.   Se puede tomar el pulso durante 15 segundos y multiplicarlo por 4; otra forma es tomar el pulso durante 10 segundos y multiplicarlo por 6. Yo usualmente hago eso.

II. No es recomendable tomar el pulso durante 1 minuto, ya que el corazón, cuando se está entrenando, rápidamente tiende a regresar a su estado normal, por lo tanto, la lectura será falsa y no tendrá validez como las anteriores.

La siguiente gráfica muestra el tiempo de recuperación de un corazón entrenado:

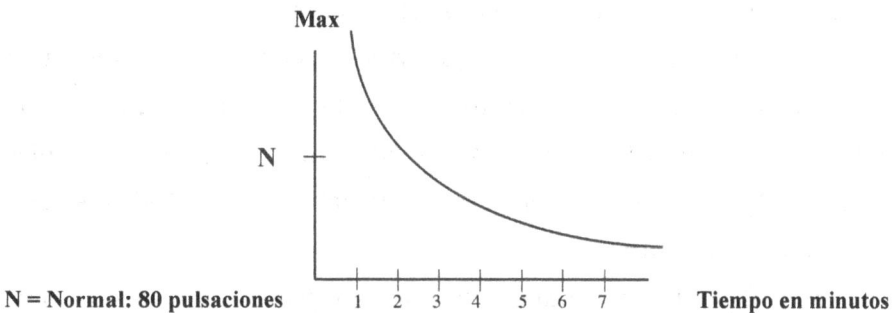

N = Normal: 80 pulsaciones   1 2 3 4 5 6 7   Tiempo en minutos

Tercera. La velocidad con la que se recupera la respiración normal (12 o 14 respiraciones por minuto) es también otro factor que se debe tomar en cuenta para controlar el movimiento.

Luego de 10 minutos, la respiración deberá estar entre 12 y 14 por minuto. En caso contrario significa que el organismo está falto de oxígeno y que nos excedimos.

Durante el entrenamiento y las carreras, se debe respirar por nariz y boca para evitar el "dolor de caballo". Trata de respirar utilizando toda la capacidad pulmonar. Al inhalar, el estómago se debe mover hacia afuera y regresar a su posición normal al exhalar.

Cuando 42.195 km no son suficientes es tiempo de correr un ultramaratón

Difícilmente existen programas que nos preparen para correr un ultramaratón. Cada uno de los ultramaratonistas que conozco diseña su propio programa, el cual está basado en la resistencia.

En mi caso, cuando he corrido 50, 84, 100 o más kilómetros, siempre he tomado como base el entrenamiento del maratón.

Cuando quieres o tienes planeado correr un "ultra" es necesario llegar descansado a la prueba. Recuerdo que cuando participé en la carrera de 100 millas, mi última carrera larga de 50 kilómetros la realicé 15 días antes, 10 días previos a este entrenamiento había corrido 45 kilómetros y una semana antes otros 50.

Correr 50, 80, 100 o más kilómetros no es imposible, la clave está en el ritmo y la planeación.

Desde mi punto de vista, correr un "ultra" requiere que primero hayamos corrido varias veces la maratón; pero el "ultra" lo debemos correr a un ritmo más lento; esto suena lógico.

Quien ya corre la maratón, probablemente pueda correr un "ultra", lo único que debe entrenar es la mente, y estar convencido de que eso es lo que quiere.

Antes de correr un "ultra", en el que tendremos un desgaste físico extra, debemos aumentar las condiciones de salud con vitaminas, hidratación, alimentos sanos y nutritivos, masajes deportivos y dormir bien.

Amigo corredor, el "ultra" te espera, sólo es cuestión de ir a su encuentro; lo podemos hacer si eso es que lo queremos, de otra forma fracasaremos; es como todo en la vida: "Si no estás convencido de lograrlo, mejor no lo intentes, ya que sólo perderás tu tiempo".

Correr un "ultra" es descubrir el enorme potencial que tenemos, difícilmente podremos darnos cuenta de qué estamos hechos si nunca nos exigimos más de lo que estamos acostumbrados a ver como nuestros límites. Cuántas veces hemos oído extraordinarias hazañas realizadas por héroes a lo largo de la historia, o bien héroes anónimos que, dadas las circunstancias, aceptaron exigencias extraordinarias y "sacaron", quién sabe de dónde, fuerzas físicas y mentales para llevar a cabo verdaderas proezas, dignas de superhombres.

Aquél que se atreve a correr 5 km, 10 km, 21 km y, ¿por qué no?, la maratón... está moldeando, poco a poco, al héroe que todos llevamos dentro. Pero nada es posible si no existe fuertemente arraigado en nosotros el gusto por lo que hacemos, y si no encaminamos nuestra voluntad a la búsqueda de esa maravillosa sensación de plenitud que nos invade cuando terminamos de correr.

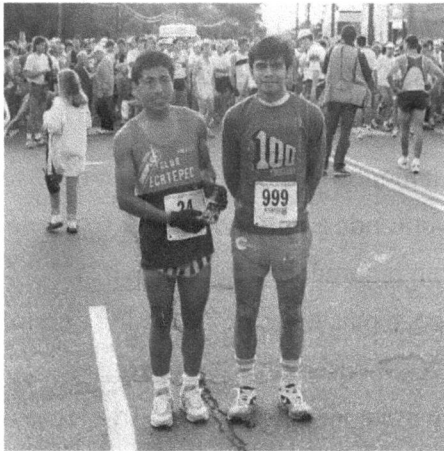

Ricardo Mejía, campeón mundial a campo traviesa,
y Mario Anaya, en el maratón Pikes Peak, en Colorado, Estados Unidos.

Consejos de ultramaratonistas

Mario Anaya Acevedo, 60 años.

1. **Eventos en los que ha participado:**

   100 millas de Leadville, Colorado, Estados Unidos; 100 millas Circuito Chapultepec (1988 y 1990); 100 km en la Sierra Tarahumara, en Creel y Guachochi, Chihuahua; México-Cuernavaca-México; 100 km Ciudad Deportiva, Distrito Federal; 100 km Monterrey, N.L.

2. **¿Qué recomiendas?**

   Principalmente, que le gusten los grandes retos a todo aquel que quiera correr un "ultra".

3. **¿Cómo te alimentas?**

   Tengo muchos años de ser vegetariano, y me siento muy bien; consumo jugos, frutas, verduras, nueces, etcétera.

4. **¿Cómo debería entrenar una persona que quiere correr un "ultra"?**

   Primero, corriendo la maratón varias veces y, si encuentra placer al correr los 42.195 km, yo recomiendo que, aumente la distancia.

5. **¿Cómo entrenas?**

   Corriendo diariamente, eso hace que mi mente se acostumbre a los esfuerzos, ella aprende y entiende que sí se puede.

6. **¿Cuál es el ritmo recomendado en un "ultra"?**

   Por lógica, un poco más lento que cuando se corre un maratón.

7. **¿Qué "ultra" recomiendas a un novato?**

   El México-Cuernavaca-México, el México-Tres Marías-México, o cualquier otro que no esté lejos de donde vive; siempre hay oportunidad de correr en otro lugar.

8. **¿Qué puedes decirnos acerca de las lesiones?**

Por fortuna, yo no me lesiono frecuentemente, pero cuando me sucede, recurro a un buen masaje o algunos fomentos con árnica. Para evitar lesionarse es necesario dosificar la velocidad.

Luis Guerrero Marrón, 44 años.

1. **Eventos en los que ha participado:**

100 millas de Leadville, Colorado, Estados Unidos; Maratón Arenas 203 km; Rockmy Racoom 100 millas; San Diego 24 horas Badwather; 100 millas del Himalaya; Martón del Everest y Copa del Desierto 170 km.

2. **¿Cómo entrenas?**

Mis entrenamientos son de acuerdo con la carrera programada, por ejemplo, si es Leadville, que es un terreno montañoso, hago subidas al cerro de San Miguel en el Desierto de los Leones. Pero si es el Spartathlon, que es puro pavimento, entreno en pavimento.

3. **¿Qué le recomiendas a un novato en un "ultra"?**

Pedir consejos a los expertos en ultramaratones. Así se puede ahorrar muchas lesiones y desilusiones.

4. **¿Cómo te alimentas?**

Sigo el programa de Barry Sears de control hormonal, que está basado en un equilibrio en el consumo de carbohidratos, grasas y proteínas.

5. **¿Qué puedes decirnos acerca de las lesiones?**

Afortunadamente, hace mucho tiempo que no me lesiono, pero si me sucede, acudo con mi acupunturista y homeópata, ya que soy un fiel creyente en la medicina alternativa.

6. **¿Por qué corres ultradistancia?**

Porque a través de la ultradistancia encontré una forma de autotrascender y de darle un sentido más auténtico a mi vida.

7. **¿Cómo entrenas la mente para correr ultras?**

Es necesaria una inspiración, que debe transformarse en aspiración, determinación, entusiasmo, dedicación y fuerza de voluntad. A través de la concentración, meditación y contemplación es posible incrementar nuestras capacidades. Para correr un ultra necesitas hacerlo con amor sincero.

8. **¿Para correr un ultra necesitas correr antes un maratón?**

Sí.

9. **¿Cómo debe entrenar y alimentarse quien quiere correr un ultra?**

A mí me funciona el programa de 10 días activos por uno de descanso, con promedios semanales de entre 120 a 250 kilómetros, complementados con 7.5 horas de sueño diario, así como la dieta que Barry Sears recomienda (programa de la zona).

10. **¿Cuál es el ritmo para correr un ultra?**

Depende de la distancia pero es algo muy personal; debe ser a un paso muy tranquilo, en el que tu ritmo cardiaco no rebase las 120 pulsaciones por minuto.

11. **¿Qué ultra recomiendas para un novato?**

El de 80 km que se corre en el parque de Huntsville, al norte de Houston, en diciembre; el ultramaratón Trailsport 12 horas o la carrera Resistencia de las Montañas, que organiza Pedro Fletes.

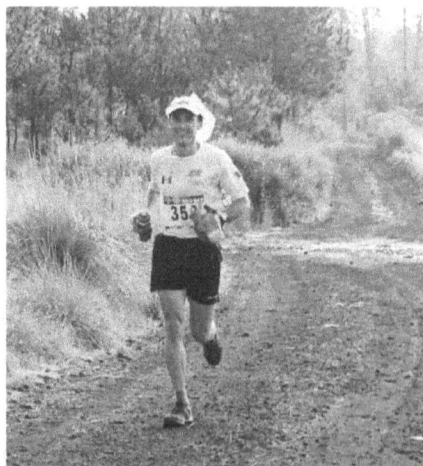

Luis Guerrero, ultramaratonista de primer nivel.

El deporte de correr y la edad

Con el paso de los años, sin darnos cuenta, poco a poco, abandonamos el gusto por la aventura de correr... "¿Por qué?", me pregunto; he aquí una respuesta: con el tiempo la vida cambia, dejamos la juventud, la escuela, las diversiones que en el pasado nos mantenían en movimiento y activos; ahora tenemos otras responsabilidades como trabajo, novias, esposas, amantes, hijos, nietos, crear un patrimonio, ser un buen padre o una buena madre, cumplir con nuestra nueva vida y, de pronto, un día, cuando nos damos cuenta de que en nuestros hogares somos poco necesarios, cuando vemos que los demás inician sus vidas, sólo hasta entonces nos hacemos esa pregunta que un día me expresó mi amigo Raúl Barba: "¿Y el muñeco cuándo?"

Nos pasamos gran parte de nuestra vida complaciendo a otros y nos olvidamos de nosotros mismos; no es egoísmo querer y hacer lo que nos gusta.

Pensándolo bien, hemos dejado pasar el tiempo sin aprovecharlo, sin reflexionar en que no podemos "poner todos los huevos en una canasta", tenemos que vivir en la diversidad, debemos regalarnos tiempo para divertirnos y qué mejor que corriendo, una actividad tan simple y antigua como el hombre mismo.

No debemos ser negativos y creer que, por la edad, ya no somos capaces de hacerlo; conozco hombres y mujeres que corren, habiendo iniciado a los 40, 50 y 60 años. Correr no significa velocidad, es simplemente trotar y sentir que estamos vivos.

Afortunadamente, los corredores veteranos y veteranos plus, y me atrevo a decir que también los *masters*, vivimos en el presente, ya que corremos contra nuestros nuevos tiempos, el hoy y el ahora es lo más importante, el pasado forma parte de nuestra vida, pero no vivimos de él.

Corremos más lento, es cierto, pero también somos más resistentes. El doctor George Sheehan dijo: "Quizá más lentamente, de forma más débil seguramente pero, si tienen paciencia y nos esperan, nosotros también llegaremos a la meta".

Así pues, *masters*, veteranos y veteranos plus, no hay pretexto para quedase en casa consumiéndose día con día, la consigna es salir a correr, salir a la aventura, y con el tiempo no preguntarse: "¿Por qué no lo hice? ¿Por qué no me atreví?". Éstas son palabras de un amigo, sabias e importantes hoy que sabemos que necesitamos del movimiento para vivir.

Uno, cinco, diez, veinte, treinta o más años, no sé, pero vivamos intensamente y, cuando miremos hacia atrás, no veamos el pasado con nostalgia por haber dejado pasar nuestros mejores años, cuando la vida nos pedía acción y no nos atrevimos.

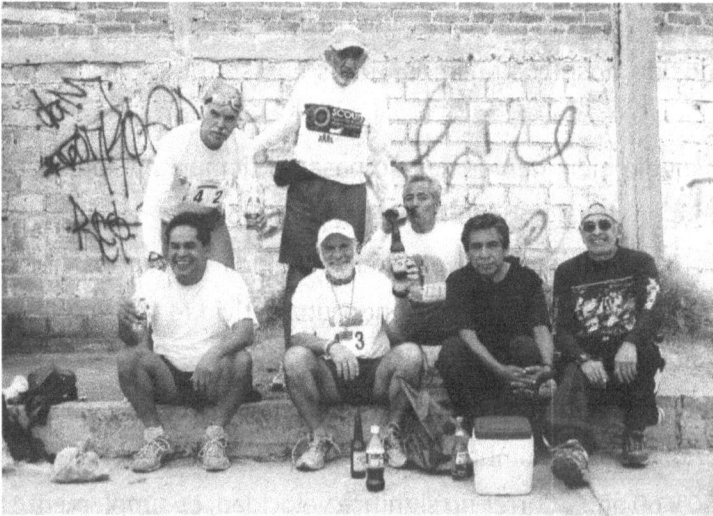

Sin palabras.

Los tiempos olvidados

1. Hacer de las aguas (orinar)   10 a 20 segundos
2. Desalojar el vientre (no estreñido)   1.5 a 2.5 minutos
3. Tomar agua (caminando)   5 a 10 segundos
4. Amarrar agujetas   5 a 8 segundos

Debemos recordar estos tiempos para correr 5 km, 10 km, 21 km y la maratón en el tiempo calculado.

Correr a campo traviesa

No hay algo más excitante que correr por una vereda en el bosque. Correr a campo traviesa es una experiencia que debemos vivir. El simple hecho de correr despierta en mí sensaciones placenteras, pero correr en el campo, rodeado de árboles, buscando por momentos el mejor camino, es algo orgiástico.

Recuerdo perfectamente, como si fuera hoy, aquella primera vez que mis amigos me invitaron a correr en la montaña, fue en la clásica ruta de los campeones en el Desierto de los Leones.

El fresco de la mañana, el piar de las aves, el verde de los árboles, el olor a la resina y nosotros los corredores, los habitantes momentáneos de este mundo natural que me hacen recordar al hombre primitivo; al guardar silencio, se escuchan los sonidos del bosque, ésos tan poco frecuentes para los hombres de las grandes ciudades.

Amigo corredor, si tienes la oportunidad de correr a campo traviesa, hazlo; te aseguro que no te arrepentirás, tal vez lo que yo sentí al correr en el bosque sea muy simple comparado con lo que tú puedas descubrir cuando, solo o acompañado, corras por una y otras veredas que por momentos se pierden entre los árboles, que celosamente permiten el paso de los rayos del sol.

Ahora me pregunto: "¿En qué me beneficia, físicamente, correr a campo traviesa?" Correr a campo traviesa permite que nuestro cuerpo se fortalezca. Como en la montaña el camino es irregular, donde hay colinas, descensos, terreno pedregoso, etcétera, los cuádriceps y los gemelos son forzados causando que las fibras musculares aumenten, mejorando la irrigación sanguínea; además, el movimiento irregular, en un sentido y otro, aunado al trabajo de los cuádriceps, fortalecen las rodillas, haciéndolas más resistentes a las lesiones.

Por otro lado, correr a campo traviesa hace que nuestros tobillos también se fortalezcan; doblarse hacia adentro y hacia afuera permite tener ligamentos y tendones capaces de soportar cualquier "doblez".

Otro beneficio es que aumenta la capacidad pulmonar. Yo he participado en carreras organizadas en el Nevado de Toluca y México-Cuernavaca-México donde, por momentos, corremos a más de 3,000 metros sobre el nivel del mar, lo que obliga al cuerpo a esforzarse, produciendo más glóbulos rojos captando el escaso oxígeno del ambiente, y esto permite que el sistema cardiorrespiratorio funcione con mayor eficiencia.

El día que lo experimentes sentirás, por momentos, palpitar rápidamente tu corazón; pero no te alarmes, él sólo está trabajando con más fuerza para surtir de sangre a todos los demás órganos.

También es fundamental estar muy alerta cuando corremos en el bosque por veredas pedregosas o con terreno resbaladizo, allí debemos correr viendo bien dónde ponemos los pies, si no lo hacemos o si nos distraemos un poco, ¡zaz!, podemos caer al suelo.

Debemos estar muy atentos en los señalamientos, en caso de participar en una carrera oficial. Es común que quien está acostumbrado a carreras de ruta siga al corredor que lleva al frente, pero esto no es conveniente cuando se corre a campo traviesa, ya que si el que va adelante se extravía y pierde el camino, tú también te perderás, y no es válido reclamar diciendo: "Yo pensé que tú conocías el camino" u otras frases para justificar nuestra incapacidad de estar atentos a los señalamientos.

Para evitar que te pase lo anterior, puedes hacer previamente el recorrido. En una carrera a campo traviesa, te recomiendo llevar una chamarra ligera, teléfono celular y dinero, sobre todo si es la primera vez, uno nunca sabe lo que puede pasar... Recuerda: "Al mejor cazador se le va la liebre".

Pomadas mágicas

Con efecto desinflamatorio y útiles contra el dolor (local):

1. Veneno de abeja
2. La maravillosa
3. Yodex
4. Voltaren
5. Lonol
6. Pócima de *cannabis* en alcohol

Recomendadas por los médicos deportivos como remedios temporales. La sustancia activa se absorbe a través de la piel. Generalmente se aconseja su uso con un fármaco y una terapia adecuada. Úsalas después de una terapia de hielo y calor.

Fármacos

Con efecto desinflamatorio y útiles contra el dolor (interno):

1. Dolac
2. Diclofenaco
3. Naproxeno
4. Analgel
5. Flanax
6. Doloneurobion Forte
7. Neomelubrina
8. Advil
9. Prodolina
10. Aspirina

Yo he tomado los anteriores fármacos y me han dado buenos resultados. Me quitan el dolor y me desinflaman la zona afectada. Pero te sugiero siempre consultar a tu médico.

Civismo en el deporte de correr

1. No tires basura en el lugar donde corres (ni el más mínimo pedazo de papel, chicle, etcétera.)
2. No escupas; si es estrictamente necesario hazlo en un papel sanitario, también si te vas a limpiar la nariz usa un papel y luego tíralo en un bote de basura.
3. Durante una carrera, escupe en la orilla de la ruta o, en último caso, frente a ti, recuerda que a los lados vienen otros corredores.
4. El vaso, la bolsa, la cáscara de plátano, etcétera, arrójalas en la orilla de la ruta, eso facilita la limpieza y evita que los demás se resbalen.
5. Si te vas a detener por algún motivo (amarrarte las agujetas o revisarte una ampolla) hazte a la orilla, recuerda que vienen más corredores.
6. Cuando rebases a un corredor usa las frases: "¡Voy por izquierda!", "¡Voy por derecha!" o "¡Voy!", procura siempre avisar.
7. Para desalojar el vientre o la vejiga, si no hay sanitario, busca un lugar discreto. El público que no es corredor te lo agradecerá.
8. Corre siempre en el sentido de las marcas de la distancia, de no hacerlo puedes causar un accidente.
9. Si necesitas ir al sanitario y no hay portátiles, busca un lugar discreto, gasolinera, restaurante, etcétera (los corredores somos un ejemplo).
10. Por tu seguridad, y la de los conductores, cuando corras por la calle, hazlo en el sentido contrario a la dirección del tráfico.
11. Evita participar en una carrera oficial sin número, y procura no usar el abastecimiento.

Derechos del corredor

Con el pago de inscripción, los corredores tienen los siguientes derechos:

1. Ser atendidos en caso de solicitar información.
2. Ser orientados el día de la carrera, ya sea con letreros o verbalmente, para saber adónde dirigir sus pasos.
3. Recibir información por escrito respecto de cuál será el recorrido que tendrá la carrera, el día que aparezcan la convocatoria.
4. El paquete del corredor deberá de contener por lo menos: número del competidor, seguros para fijarlo, una playera, un chip si así lo informan los organizadores y un volante donde estén por escrito los detalles finales que el corredor debe de saber.
5. Guardarropa.
6. Servicio médico.
7. Abastecimiento como agua o alguna bebida energética, durante el recorrido. Los sitios para tal fin deberán ser informados por los organizadores.
8. Protección vehicular, durante el tiempo que los organizadores se comprometieron en la convocatoria (muy importante).
9. Al final de la carrera, el corredor tiene derecho de ser abastecido, mínimamente con agua, y dependerá de la distancia y de los organizadores si hay otro tipo de abasto.
10. El participante tiene derecho de saber el tiempo oficial que realizó en la carrera, ya sea por internet, con su chip (si lo hubiera) o mediante un cronómetro digital que esté a la vista del competidor.
11. El corredor tiene derecho de inscribirse el último día dentro del horario.

Obligaciones de las empresas

Las empresas dedicadas a la organización de carreras callejeras o a campo traviesa tienen la obligación de informar, a todos los interesados, los detalles de la carrera, para que ellos decidan si participan en el evento o no. Algunos de estos puntos son los siguientes:

1. Fecha del evento.
2. Hora de inicio.
3. Lugar de salida y meta.
4. Distancia a correr o a caminar.
5. Categorías en ambas ramas y lista de premios.
6. Lugar o lugares de las inscripciones y el costo.
7. Cupo máximo.
8. Lugar de la entrega de paquetes y horario para recibirlos.
9. Cambio del costo de la inscripción, en caso de ser extemporáneo.
10. Inscripción por internet o mediante depósito bancario.
11. La entrega de paquetes deberá ser en un lugar de fácil acceso y que haya transporte público para llegar.
12. Informar si los participantes tiene derecho a medalla u otra playera al final de la carrera.
13. Los organizadores deberán incluir en la convocatoria la siguiente leyenda: "Se podrán inscribir si todavía hay cédulas de inscripción".

No desistiré

"Lo que intentas hacer es una locura", lo he oído muchas veces, poco antes de partir hacia Hunville, Texas. Correr 100 millas para el ser humano común, sí lo es.

El simple hecho de correr nos sitúa en el mundo de los locos, "maravillosa locura", me quedo pensando… Bendito sea el momento en el que alguien o algo me llevó a ser un Quijote del siglo XXI, que armado de tenis, *short* y playera arremete contra los peligros del estresante mundo moderno.

Después de esta introducción, les presento una historia que para mí aún no ha terminado.

Ha pasado el tiempo y todavía conservo en mi mente el momento de correr y caminar por el bosque en Hunville, Texas, y la experiencia de haber participado en un evento poco común, competencia o carrera que ha dejado una huella permanente en mi alma.

En medio de la vorágine citadina, no necesito cerrar los ojos para verme junto a mis amigos Luis, Toño, Mauricio, Víctor, Naila y Cinthia, moviéndonos entre veredas y caminos de terracería, cada uno de nosotros a su propio ritmo, al ritmo de nuestras vidas, siempre buscando cumplir un objetivo, como corredores debemos hacer realidad nuestro sueño.

Hombres y mujeres llenos de vida, decididos a vivir el momento, el hoy y el ahora, en busca de su destino. En los tantos cruces a lo largo del recorrido, al intercambiar buenos deseos -*good job, good job; looking good, looking good*- veo en sus miradas, como seguramente ellos ven en la mía, la satisfacción y la alegría por haber sido capaces de atrevernos a estar aquí en Rockmy Racoom, buscando como niños completar este maravilloso juego de las 100 millas.

Como olvidar los encuentros en los puestos de abastecimiento, donde el diálogo en un instante era un motivo más para estar en movimiento y con vida. Los hombres y las mujeres del abastecimiento permanecían las 30 horas como parte de esta batalla entre el hombre y la distancia; ellos ofrecían en cada puesto alimento no sólo para el cuerpo, sino para el alma.

Hoy, luego de un tiempo de esa aventura, recuerdo muy bien los tropezones, las raíces de los árboles y las sombras de la noche, sólo interrumpidas por el espectáculo de la luna llena reflejada en el lago. Esa aventura de las 100 millas me ha hecho diferente, sé que soy otra persona, sí, como cuando regreso de escalar una montaña donde el hombre es víctima de la trasfiguración.

100 millas, un número y una palabra fáciles de decir, pero qué difícil es decidirse a estar allí, sin miedo a la libertad que nos enfrenta a nosotros mismos con nuestras cualidades y defectos. Haber completado 100 o menos millas no es tan importante para mí, sé que fui honesto conmigo mismo; el dolor, la debilidad y los impedimentos técnicos hicieron que tomara la decisión, seguir o no seguir, qué difícil, se necesita mucho valor para hacerlo. Ahora, con mi mente saturada de tantas experiencias, me siento satisfecho y en paz.

Mis amigos Luis, Toño, Mauricio, Víctor, Naila y Cinthia lo intentaron y lo lograron, 100 millas es el Everest del corredor, del hombre y la mujer que van mas allá de lo realizable para el ser humano común y corriente, locos y operados del cerebro que no se conforman con la vida cotidiana del hombre moderno; van siempre en busca de lo diferente de los instantes felices. "Otra vez será", me quedo pensando, 132 kilómetros no han sido suficientes, debo insistir, no desistiré de correr y mi voluntad me llevará tarde o temprano hasta el final.

Técnicas de entrenamiento

1. *Fartlek*

   Esta técnica significa "el juego del correr". Nunca debemos olvidar que lo que hacemos al correr es jugar y divertirnos, como cuando éramos niños. En dicha técnica se alternan las carreras lentas con las rápidas en diferentes distancias, de tal forma que el entrenamiento sea divertido y no monótono. Cuando yo realizo este tipo de entrenamiento, generalmente, lo hago en un terreno boscoso o que tenga desniveles (Bosque de Tlalpan, Sope, Ocotal, etcétera). Las subidas las hago a mayor velocidad y el descenso con mucho menor velocidad, incluso caminando.

   Cuando, por cuestiones de trabajo, no puedo entrenar en estos lugares, hago *Fartlek* en un terreno plano (Viveros, Coyotes, Aragón, Xochimilco o Naucalli), cambiando el ritmo y las distancias.

2. **Carreras de larga distancia lentas**

   Esta forma de correr, en Estados Unidos la llaman LSD (*Long Slow Distance*). Correr mucha distancia en forma lenta me ha dado resistencia y fortaleza; por otro lado, hacerlo así durante 2 o 3 horas, solo o en compañía de amigos, me prepara, me da seguridad de que soy capaz de terminar la maratón.

3. **Correr a intervalos**

   Esta técnica de entrenamiento mejora la resistencia y la velocidad. Consiste en hacer carreras rápidas de distancias cortas, al término de las cuales se tiene un intervalo de tiempo para descansar o para normalizar las pulsaciones, y al final del mismo nuevamente se repite la carrera rápida.

Las distancias pueden variar desde 200 metros hasta una milla, con intervalos de descanso de 1 a 2 minutos, ya sea caminando o trotando para que las pulsaciones regresen a 120 o menos.

En el entrenamiento por intervalos se puede variar: a) distancia, b) tiempo de recuperación, c) número de repeticiones, d) tiempo en el que se hace la repetición, e) actividad en el intervalo (caminar o trotar). Durante mis entrenamientos, generalmente, hago intervalos de 200, 400, 800 metros y una milla, repitiendo entre 10 o 15 veces. Por ejemplo, martes y jueves hago 1 x 200, 1 x 400 y 1 x 800, repitiendo la serie 2 o 3 veces.

Una táctica que empleo para realizar intervalos es la siguiente: si pretendo correr un diez mil en 45 minutos, es decir, cada 1000 m los debo correr en 4 minutos 30 segundos, el equivalente a 270 segundos. Por lo tanto, cada 400 metros los estoy corriendo a 108 segundos, o sea, el equivalente a 1 minuto 48 segundos.

Con estos datos puedo planear mis entrenamientos por intervalos, ahora sé que cada 400 metros los debo correr a 1 minuto 40 segundos, aproximadamente, es decir, entre 6 y 8 segundos más rápido que el tiempo de carrera. Así, el 200 de 46 a 48 segundos y el 800 en 3 minutos 25 o 30 segundos.

Estos cálculos están basados en mi experiencia y me han funcionado para el entrenamiento por intervalos. Máximo 10 segundos más rápido que el tiempo al cual se está corriendo en la carrera.

Durante el entrenamiento siempre tomo en cuenta los patrones para medir si la velocidad o el intervalo son correctos.

Desde luego que, a medida que se avanza en un programa, los resultados se van notando y esto permite modificar la velocidad y los intervalos de descanso.

Cuando más fuertes nos sentimos, más débiles podemos ser

Todos, corredores experimentados y novatos, debemos ser muy cuidadosos con nuestra salud física y mental; todos estamos expuestos a sufrir una lesión que nos impida correr. Yo lo sufrí en carne propia; por momentos, llegué a pensar que estaba hecho de un material tal que nunca me lesionaría, semana a semana no faltaba a las citas ya fueran 5 km, 10 km, 21 km o la maratón. Competía contra los otros o contra mí mismo, que era el rival más difícil.

Cada vez que entrenaba competía, dejando poco tiempo para el descanso. No oía al llamado de mi cuerpo que me pedía descanso. Cuántas veces descuidé la alimentación: "¿Para qué?, si no me voy a enfermar", decía para mis adentros; y, me excedí en comer y beber.

Intervalos, repeticiones, carreras largas y carreras de montaña, había de todo para el hombre con prisa, para el que por momentos olvida que correr y jugar es lo mismo: un placer.

Todo era cuestión de tiempo; un "mal día" sucedió lo que tarde o temprano me iba a ocurrir, me apareció una pequeña dolencia, no recuerdo o no quiero recordar si fue en el nervio ciático, en la rodilla, en el talón o un tirón en la ingle; eso no tiene importancia, lo verdaderamente importante era que la lesión me impedía correr. ¿Qué podía hacer?, si ahora una gran parte de mi estabilidad emocional dependía de eso: de correr.

Fui con un médico, un brujo y un hechicero; usé una pomada y otra, utilicé mágicos ungüentos pasando por la *cannabis* disuelta en alcohol.

Tomé chochos y pastillas, píldoras recomendadas al tenor de: "¡Éstas son mejores! ¡Éstas son más rápidas para sanar! Cuánto dinero gasté, para recuperar la salud, en remedios temporales…

Los días pasaban lentamente, las 24 horas resultaban angustiantes; entonces, obligado por el dolor aprendí a descansar. En el fondo sabía que, con paciencia y valor para resistir, la lesión desaparecería. Tarde o temprano encontraría al hombre sabio, conocedor del cuerpo humano, hipocrático dueño de la verdad, creador de bálsamos mágicos, ciencia y magia aplicada al corredor, atleta símbolo de perfección y de salud. A ese médico, sanador, heredero de las artes de Galeno encomiendo mi cuerpo, en ti confío, sé que tú y sólo tú me llevarás nuevamente al mundo de la carrera.

Durante esos días mi carácter cambió, pero la misma actividad de correr, ésa que me ha enseñado a tolerar y a soportar, me dio fuerzas para resistir. Después, en el reposo obligatorio, me veía corriendo, una y otra vez, la pared me había fortalecido el alma.

Esos días de soledad, aprendí que debemos ser humildes, que "cuando más fuertes nos sentimos, más débiles podemos ser". Durante mi reposo, impedido para correr, aprendí a decir no y a detenerme; mi lesión me enseñó a evitar los excesos en todos los sentidos y a valorar el objetivo final y no las ilusiones pasajeras.

Aprendí a caminar y ahí encontré respuestas que muchas veces, en la dinámica de la carrera, no reconocí.

Hoy me veo como un hombre con cualidades y defectos, sé que soy frágil y susceptible al dolor y a la enfermedad. Soy un ser humano que se mueve a su propio ritmo y no al de otros; aquella lesión me enseñó el valor de la paciencia, he aprendido a aceptar pero no a resignarme, sé que todo tiene un principio y un fin, un remedio y una solución.

Esos días de meditación, de ensimismamiento, de resistir y aceptar, fueron posibles gracias a ese deporte de correr, que me ha permitido moverme por calles, parques y montañas en busca del hombre que siempre he querido ser.

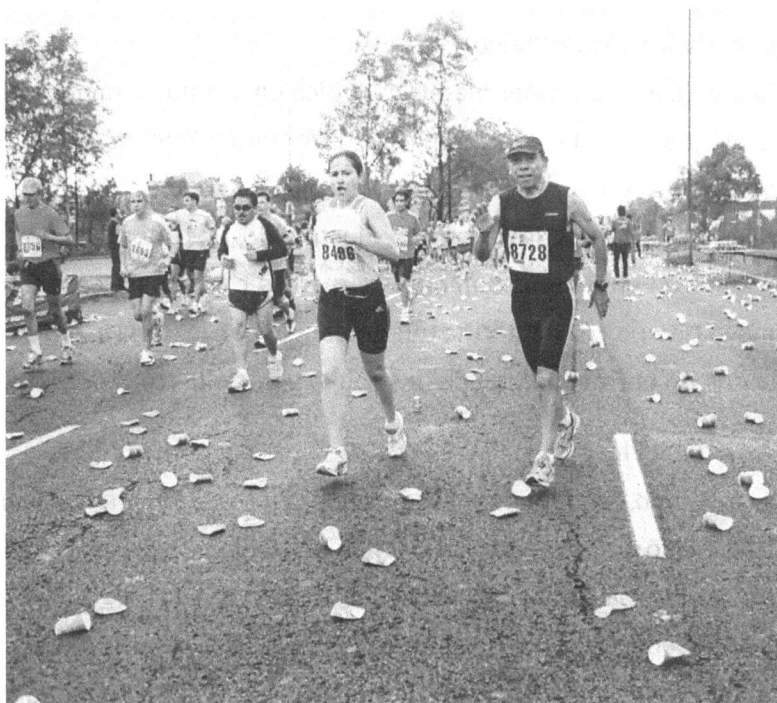

Civismo en el deporte de correr: los vasos se deben
arrojar a la orilla. Maratón Ciudad de México.

Anecdotario

1. Juan Álvaro Loza Hidalgo

Cuando corrí mi primer maratón, lo hice en 4 horas 6 minutos; lleno de alegría fui con mi entrenador para contarle cómo había corrido, le enseñé mi tiempo y él me dijo: "Dedícate a otra cosa, no sirves para un maratón". Me retiré frustrado y lastimado. Dos años después, corrí el maratón en 3 horas 6 minutos y regresé con él para enseñarle mi nuevo tiempo, y para decirle que cuidara lo que le decía a los novatos, ya que un entrenador puede destruir la vida de un corredor.

2. Javier Fink Flores

Un domingo, Javier y yo corríamos, codo con codo, en la famosa carrera del Nevado de Toluca; cuando ya habíamos llegado a la cumbre y nos dirigíamos hacia la laguna de la Luna, de pronto, a la orilla, mis ojos no daban crédito de lo que estaban viendo, había un letrero que decía: "Tacos de barbacoa", así que, ni tardo ni perezoso, Javier me dijo: "Me perdonas, Toño, pero me voy a comer unos taquitos". ¡Tacos de barbacoa a 4500 metros sobre el nivel del mar! Javier se comió 3 o 4 y siguió corriendo como si nada.

3. Francisco Nepomuseno

Yo iba corriendo en primer lugar en la prueba de los 100 kilómetros en la Sierra Tarahumara, en Chihuahua; le llevaba unos 4 o 5 kilómetros de ventaja al segundo lugar, que era un corredor tarahumara. Desde antes de salir de la barranca, traía mucha hambre; al salir, una señora estaba vendiendo tacos norteños, yo traía dinero en la cangurera y le dije: "Señora, deme dos tacos". Pensé que el segundo lugar se me acercaría 1 o 2 kilómetros… Cuando la mujer me dio los tacos le dije: "¿Cuánto es?", y ella me contestó: "Son cortesía de la casa por venir en primer lugar". "Gracias, gracias", le dije, y en efecto, llegué en primer lugar, en esa prueba de 100 kilómetros.

4. Pedro Jiménez

Acompañaba a mi suegra a correr el medio maratón de Milpa Alta, eran los años ochenta. Estaba de espectador cuando la vi venir y lo primero que me dijo fue: "Ya me voy a salir, estoy muy cansada". "No, ya falta poco, le dije, es más, la acompaño estos últimos kilómetros". Entonces, juntos caminamos, trotamos, corrimos y llegamos a la meta, y ¡oh, sorpresa!, las otras mujeres participantes habían abandonado la carrera y mi suegra llegó en primer lugar y a mí también me premiaron. Moraleja: "Nunca dejes de luchar".

5. Guillermo Moreno

Hace varios años, Pedro Fletes me invitó a la carrera clásica México-Cuernavaca, entre él y mi familia me convencieron de participar. Como es costumbre en esta carrera, salimos a las 7 de la mañana, cruzamos la colonia San Pedro Mártir y en una hora ya estábamos en Arco Natural; subí sin problemas hasta el Pelado, todo el tiempo fui delante de Pedro. Cuando inicié el descenso para Fierro del Toro, comencé a sentirme cansado y agotado. Al llegar a dicho destino, me senté, no podía más, por sugerencia de Pedro me tomé una Coca-Cola y usé el *gel power* que traía pero seguía agotado y desganado. "Ya no sigo", le dije a Pedro, entonces, llegó mi hija y me dijo: "¡Tanto para nada!". Al oír el reclamo de mi hija, carne de mi carne, eso fue suficiente para levantarme y seguir adelante. "Vamos", le dije a Pedro que aún me estaba esperando. Cuando llegué a Tres Marías, yo era otro, nada ni nadie me impedirían llegar a Cuernavaca, y todo fue posible gracias a un reclamo motivador de mi hija.

6. Jerónimo Domínguez

¿Recuerdas, Toño, que hace tiempo nos platicaste que en la Olimpiada de Montreal, Frank Shorter, ganador de la maratón, en la noche anterior a la competencia se había tomado 3 o 4 cervezas? Pues, ¿qué crees? Yo, tratando de imitarlo, antes del maratón de Tangamanga, en San Luis Potosí, me tomé 3 cervezas, o mejor dicho, "caguamas", y al día siguiente no pude levantarme por excederme.

7. Josué Cruz (*Chespiro*)

Me preparaba para correr un ultramaratón; 3 veces por semana, regresaba corriendo desde las pirámides hasta mi casa, que está cerca del bosque de Aragón. Un día, cuando todavía me faltaban muchos kilómetros para llegar, vino a mi mente la idea de abandonar el entrenamiento y subirme a un microbús, además, traía dinero... En ese momento, inició una batalla entre mi cuerpo y mi mente: "¡Súbete al micro!", por un lado, y "¡Si te subes, no podrás con el ultra", por otro lado. Entonces, teniendo el dinero en la mano, lo arrojé hacia una milpa y me dije: "Ahora sí, como Hernán Cortés cuando quemó sus naves, nada ni nadie te impedirá ni te 'tentará' para no cumplir con tu objetivo". Y así fue, llegué ampollado, agotado, pero muy satisfecho de haber cumplido conmigo mismo.

8. Mario Anaya

Cómo olvidar lo que me ocurrió en aquella carrera de 100 km en la Sierra Tarahumara. En la segunda vuelta, de las dos de 50 km, poco antes de cruzar el río, negros nubarrones presagiaban tormenta, yo seguí avanzando lo más posible antes de que se viniera el cielo abajo. Antes de llegar al río, la lluvia se convirtió en una verdadera tormenta, los relámpagos iluminaban el bosque y el ruido de los truenos era ensordecedor; tuve muchos problemas para cruzar el río, agarrándome de ramas y rocas, y sorteando la fuerte corriente logré llegar a la otra orilla. Ahora, debía subir por la pendiente, que por algo los tarahumaras trazaron la vereda en zigzag. La tormenta, en lugar de amainar, cada vez era más fuerte; entonces, inicié el ascenso y, de pronto, de lo alto de la montaña, se dejó escuchar, junto al tronar de los rayos, un ruido diferente; al voltear hacia arriba, vi venir una avalancha de piedras, lodo, troncos y demás; sentí mucho miedo y lo único que hice fue pegar un brinco a la orilla y encomendarme a Dios... "Si éste es mi fin, qué bueno que es en la montaña", pensé. Pasaron más de 20 minutos, durante los cuales permanecí expectante, poco a poco, la avalancha cedió y pude reiniciar el ascenso, llegando finalmente a Creel.

Correr es cultura

(Ultramaratón a lo largo de la ruta de Hernán Cortés)

Inquieto por naturaleza y sonsacador de corazón, vino a mi mente la idea de correr en una de las jornadas que hace tres años realizará junto a muchos amigos: la ruta de Hernán Cortés.

El objetivo sería correr desde el albergue Ocozotla en González Ortega, Puebla, hasta Xico, Veracruz, aproximadamente, 50 kilómetros. Idea y proyecto estaban hechos, sólo faltaban los invitados; pero, como todo en la vida, atreverse no es fácil, requiere de gusto y decisión.

Muchos son los invitados pero pocos los elegidos para que, finalmente, estemos reunidos en González Ortega, una población que quizá no existía en tiempos de la Conquista.

Panta, Pepe, el *Chespiro* y yo disfrutamos de la estancia. Una opípara comida para cargar el cuerpo de energía: sopa de fideo, arroz, pollo con verduras, frijoles y, de postre, calabaza en dulce y café, todo acompañado con un buen par de cervezas.

Mientras degustamos los alimentos, se escucha el soplar del viento, que mueve las copas de los árboles. Ocozotla, un albergue a cargo de la comunidad, está a mitad del bosque; el olor a resina invade el espacio y nosotros esperamos el inicio de la carrera.

"¿Quieren un poco más de sopa o pollo?", nos pregunta la señora Irma, encargada de preparar los alimentos, y todos, ni tardos ni perezosos, Panta, Pepe, el *Chespiro* y yo aceptamos con mucho gusto la invitación.

Mañana serán 50 kilómetros de correr continuamente y hoy hay que llenar músculos e hígado del glucógeno tan necesario para el esfuerzo.

Después de comer, cada quien prepara su propio equipo: tenis, tines, *short*, pants, playera, chamarra ligera, cangurera, una pequeña mochila donde debemos llevar alimentos y un botiquín de primeros auxilios, pues uno nunca sabe qué puede ocurrir durante el recorrido.

Al calor de una chimenea y acompañados de humeantes tazas de café y pan de la región, platicamos de temas variados, algunos relacionados con la actividad de correr y la aventura. "¿Les parece que mañana iniciemos a las 6?", les pregunto. "¡Sí, Toño, estamos de acuerdo!", responden todos, con el ansia que precede al inicio de un gran reto.

Poco antes de iniciar el viaje por el mundo de los sueños, arropado por un silencio que casi se puede tocar, medito en las razones y sinrazones que me tienen aquí, compartiendo algo diferente a la vida citadina, que me hace valorar lo que soy y lo que tengo.

Las alarmas de los relojes comienzan a sonar, sin pérdida de tiempo, cada uno se desprende del tibio refugio. Cuando estoy por calzarme los tenis, vienen a mi mente los recuerdos de aquellas salidas del viejo albergue de Tlamacaz, en el Popocatépetl, tal vez con menos frío, pero con el mismo reto: lograr el objetivo propuesto.

Son las 6:15 de la mañana, los primeros rayos del sol se filtran por entre las copas de los árboles, es un oscuro-claro que obliga a la pupila a cumplir su función. El señor Ábel Hernández y Alejandro, su ayudante, nos abren la puerta que protege el albergue y allá vamos; caminamos y trotamos en silencio, las luces de las linternas frontales iluminan el camino; corremos cuando hay un terreno plano o en descenso y caminamos en las subidas, todo con la finalidad de dosificar el esfuerzo. El piar de las aves y el golpe de los tenis en el suelo interrumpen el silencio del amanecer.

Unos días antes llovió y hay algunos charcos que es necesario bordear. Mi respiración es agitada a pesar de que voy trotando; el altímetro señala

2900 metros. "100 metros más de desnivel y llegaremos al histórico collado por donde pasó Hernán Cortés, guiado por los habitantes de Cempoala, durante su camino rumbo a la gran Tenochtitlán", me digo en silencio.

Son las 7 de la mañana cuando estamos llegando al collado, la emoción de encontrarnos en este lugar acelera los latidos del corazón; la luz del día nos permite ver a lo lejos Altamirada, Chololoyan, Ayahualulco, Ixhuacan y Xico. "Gracias a la inquietud de correr y de enfrentar nuevos retos, estamos aquí", les digo a mis amigos, quienes aseveran con su silencio lo que he dicho.

Voy por delante trotando constantemente, la vereda descendente me hace recordar el camino de Tres Marías a Cuernavaca. Corremos y trotamos entre el verde campo, poco a poco, nos acercamos a Chololoyan. "Qué bueno que estoy aquí", me lo digo una y otra vez. Siempre atentos a los resbalones y a las caídas, mis amigos y yo seguimos descendiendo hasta llegar al río que surte de agua a Chololoyan.

En Chololoyan, una pequeña población famosa por su tradicional pan, intercambiamos saludos con los lugareños, somos visitantes en movimiento. Cuando el reloj marca las 8:15 de la mañana corremos por la carretera pavimentada pero solitaria que nos llevará hasta Ayahualulco. Estas poblaciones, antiguos asentamientos indígenas que vieron pasar a Hernán Cortés como un ser de otro planeta, están enclavadas a mitad de las montañas que forman parte del Cofre de Perote y el Pico de Orizaba.

Nosotros corremos y disfrutamos el paisaje, no somos ajenos al entorno; avanzamos por una ranchería y otra, sus habitantes detienen su camino y nos miran con enorme curiosidad, somos extraños visitantes ataviados con pants y *shorts*. Nos sorprende la limpieza de las calles. "Qué bueno que la 'civilización' no ha llegado aquí", me quedo pensando. A nuestro paso por Ayahualulco, dejamos de correr para caminar y entremezclarnos con la gente del tianguis, es domingo, día de mercado: frutas, semillas, ropa, utensilios para la cocina, dulces típicos del lugar y pan.

"Si no fueramos corredores difícilmente estaríamos aquí", le digo a Pepe. "Sí, Toño, tienes razón", me contesta. Panta y *Chespiro* sólo escuchan nuestra conversación y, con su mirada, consumen el momento visual.

En cuanto salimos del pueblo, reiniciamos nuestro placentero trote que poco a poco se convierte en una carrera alegre y aeróbica; avanzamos uno tras otro en fila india y en el sentido contrario al movimiento de los coches, una regla básica del corredor urbano.

A 4 o 5 kilómetros de llegar a Ixhuacán de los Reyes, el ruido de los cohetones me hace preguntar a mis amigos: "¿Sabrán los habitantes del lugar que venimos y por ello nos reciben con una fiesta?". Y ahora vamos todos a enterarnos ¿por qué hay cohetones?

Ixhuacán ya existía antes de la llegada de los españoles, sus calles están perfectamente limpias y empedradas, está rodeado de montañas con una hermosa vegetación que tranquiliza el espíritu. Igual que en Ayahualulco, caminamos por sus calles y, sin preguntar, encontramos la respuesta del porqué de los cohetones. El 6 de noviembre se festeja la Virgen del Rosario; frente a la pequeña iglesia, toda la calle está alfombrada con flores. Nosotros caminamos con asombro, nadie habla, somos corredores cuyo deporte nos ha sensibilizado. Todos, lugareños y visitantes ocasionales, observamos detenidamente el paso de la pequeña imagen de la virgen cargada por cuatro jóvenes; presidiendo el cortejo, el señor cura camina lentamente llevando el Santísimo en lo alto. El olor a incienso satura la atmósfera. Cuando poco a poco vamos dejando atrás el festejo, me quedo pensando: "Sí, correr también es cultura".

Son las 10:30 de la mañana cuando ya corremos rumbo a Xicochimalco, ahora somos seis, Miguel y Lorenzo se han unido aquí en Ixhuacán. Llevamos 25 kilómetros de caminar, trotar y correr constantemente saturados de deporte e historia. "En ese deleite incalculable de revolcar la retina sobre paisajes no vistos aún", como bien dice don José Ortega y Gasset. Con Miguel en el grupo, estos últimos 25 kilómetros serán más llevaderos, pues sus jocosos comentarios, siempre bien atinados, hacen que el correr cumpla con otra de sus finalidades: la comunicación.

Ahora corremos por un camino de terracería, que fue trazado entre los cultivos de café; a izquierda y derecha, tras las cercas de alambre, el ganado vacuno se alimenta en los verdes pastizales. "¿Qué más le podemos pedir a la vida?", les pregunto a mis amigos, quienes, al igual que yo, corren inmersos en sus pensamientos y disfrutan el hoy y el ahora. El camino por momentos es muy pedregoso, es necesario estar alerta; tobillos y rodillas trabajan al máximo. Algunas casas de rústica construcción le dan vida al paisaje. ¡Correr así es comunicación, cultura, historia, conocimiento y esfuerzo físico!

El subir y bajar, constantemente, obliga a los cuádriceps a funcionar de manera perfecta, el palpitar del corazón, al realizar la subida me recuerda que estoy vivo. Es difícil este reto, pero vale la pena.

Faltan unos 10 kilómetros para llegar a Xico, una y otra vez, hemos cruzado el río Coyopolan; antiguos puentes de piedra nos permiten el acceso, corremos entre el ganado vacuno que, sin protestar, ve invadido su espacio.

Han transcurrido 7 horas desde que dejamos el albergue de Ocozotla, en González Ortega; el sol, por momentos, ha sido inclemente… Seguimos corriendo por un lomerío de verdes pastizales, donde el ganado rumia pacientemente viendo pasar al hombre, al corredor.

Siempre voy por delante, ya que conozco bien el camino, y les digo a mis amigos: "¡Ya la hicimos! ¡Ya la hicimos!". Cansados pero satisfechos, aumentamos la velocidad al correr todos: Miguel, Lorenzo, *Chespiro*, Panta y, al final, Pepe y yo. Estamos a unos cientos de metros de la moderna Xicichimalco; llevamos 8 horas de caminar, trotar y correr por un lugar ancestral, puerta de entrada a la mexicanidad.

Al cruzar el último puente sobre el río Coyopolan nos felicitamos unos a otros. Todos somos protagonistas de un evento poco común, corrimos y logramos nuestro objetivo y eso nos hace sentir inmensamente felices.

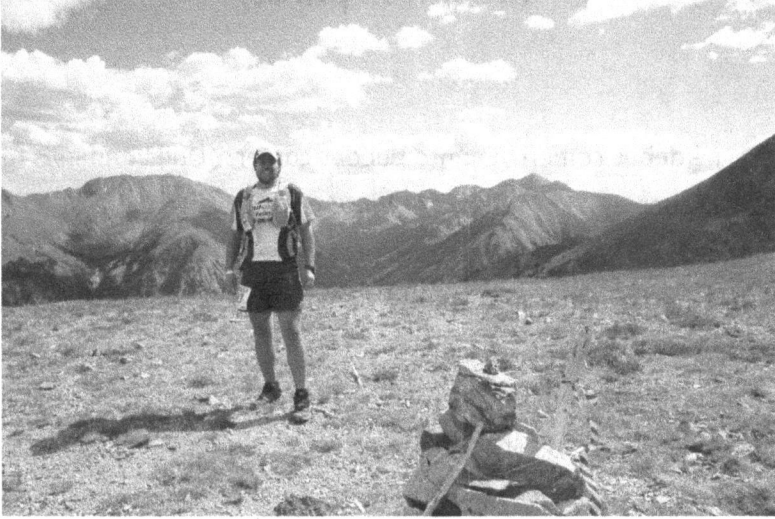

Mauricio Herrera en la cima 100 millas.
Leadville, Colorado, Estados Unidos.

Alimentación

(Segunda parte)

¿Qué debes comer? ¿Cuánto puedes comer? ¿Qué vitaminas tomar? ¿Beber agua o refresco? ¿Vino, cerveza o tequila? ¿Hay algún alimento mágico? ¿Cuál es el secreto para correr 100 maratones?

Me han hecho muchas preguntas como éstas, y muchas de ellas han quedado sin respuesta, porque yo estoy lejos de conocer a fondo el maravilloso cuerpo humano.

Cuando me inicié en este deporte de correr, no tenía una alimentación específica; sopa aguada, arroz, guisado y frijoles, ésa era mi dieta, que durante tantos años me llevó al éxito o al fracaso en mi vida deportiva, ya fuera en la montaña o en la calle.

Cuando era joven, queriendo ser tan fuerte como los fisicoculturistas, me preparaba la famosa "bomba", que consistía en una mezcla de levadura de cerveza, granola, germen de trigo, soya, avena, leche, huevos y fruta con miel.

Desgraciadamente, con el paso del tiempo y la responsabilidad del trabajo, no me era posible comer a diario en casa, y tuve que someterme durante 22 años a una dieta de quesadillas sin grasa, sopes, flautas y, una o dos veces a la semana, tortas; eso era durante la comida; por las mañanas, antes de entrar a trabajar o durante el tiempo de descanso entre una clase y otra, por lo general desayunaba huevos rancheros o revueltos o chilaquiles con pollo, todo acompañado de una o dos tazas de café americano y pan con mermelada; un desayuno típico de un hombre de trabajo en la ciudad más grande del mundo.

Durante esos 22 años, que fue cuando logré mejores tiempos en la maratón, mi entrenamiento era muy intenso (larga distancia, intervalos, *fartlek*, etcétera.)

Por las noches, cuando llegaba a casa, cenaba lo que la familia había comido, acompañado de 1 o 2 cervezas, después veía un rato la televisión y me iba a dormir, para que a las 5:30 de la mañana siguiente pudiera estar listo para iniciar una nueva jornada.

Tlacoyos, tacos, tamales, quesadillas y sopes, antojitos mexicanos: alimentos rápidos, sanos y nutritivos si se cuida el lugar y la forma de preparación. Aun ahora, después de esos 22 años, sigo comiéndolos: tlacoyos de haba y frijol, quesadillas de papa y hongos, una que otra "guajolota" en bolillo integral y tamal oaxaqueño, sopes especiales con fríjol, queso, jitomate y mucha cebolla para la vista y la circulación; es por eso que hoy, después de cientos y cientos de kilómetros recorridos, difícilmente me enfrentaría a la maratón sin antes consumir algo de vitamina "T". Desde que me inicié, cuando me preparaba para correr mi primer maratón (Weott, 1981), leía revistas y libros que hablan de este deporte (Doctor Sheehan y Jim Fix), en todas ellas se recomendaba la llamada "carga de carbohidratos", dicha dieta consiste en disminuir la ingesta de alimentos con alto contenido de carbohidratos como: pan, tortillas, pastas, pasteles, pizzas, etcétera, durante los días previos al maratón.

Por ejemplo: si el maratón se va a correr el domingo 20, se sugiere que el domingo 13 se realice una carrera larga de 2 a 3 horas. Ese día la comida será rica en proteínas (carne, leche, yogur, verduras, entre otros).

Lunes, martes y miércoles, el entrenamiento deberá continuar según el programa, pero la alimentación será a base de proteínas (carne, leche o huevos), evitando lo más posible el consumo de tortillas, pan, pasteles, pastas y otros.

Finalmente, jueves, viernes y sábado; el desayuno, la comida y la cena deberán contener un alto porcentaje de carbohidratos (comer todo lo que no se comió los días anteriores) como pan, miel, granola, fruta dulce, pizzas, espagueti, pastas, pasteles, habas, lentejas, quesadillas de papa, tlacoyos de haba, tamales, etcétera.

El porqué de esta dieta consiste en lo siguiente: primero, disminuimos el contenido de glucógeno (carbohidratos-azúcar) en hígado y músculos. Se ha demostrado, científicamente, que músculos e hígado son capaces de aceptar mayor cantidad de glucógeno, que es la sustancia energética que nos da más fuerza y resistencia para soportar más tiempo el esfuerzo. Después de muchos años de seguir esta dieta, antes de cada maratón, personalmente experimenté una disminución de los niveles de glucógeno, llegando a la siguiente estrategia: lunes, martes y miércoles, previos al maratón, haría un ayuno a base de papaya; es decir, en el desayuno, la comida y la cena debería comer sólo papaya y muchos líquidos (agua, café, té o miel).

Varios de mis últimos maratones los he corrido siguiendo esta dieta y me he sentido bien y muy fuerte. Jueves, viernes y sábado, me alimento con muchos carbohidratos mexicanos: quesadillas de papa, tlacoyos de haba y frijol, jugos de mango, piña y plátano con yogur y granola. Hace algunos años dejé de comer pizza, ya que prefiero un plato de espagueti con espinacas y queso, pan negro y un par de cervezas o una copa de vino.

Sí, realmente, la "carga de carbohidratos" es una dieta que funciona, sobre todo cuando uno se encuentra a los 30 kilómetros o más, ahí donde "la pared" amenaza con derrotarnos; en ese momento se nota ese pequeño sacrificio de 3 días sin carbohidratos (o en ayuno) que más tarde se transforma en fortaleza y disfrute al correr.

Desde mi punto de vista, pienso que nadie tiene la verdad absoluta respecto de la alimentación. Si bien la dieta de Hultman de la carga de carbohidratos ha sido probada por miles de corredores, también sé de muchos corredores experimentados que se alimentan de la manera en que están acostumbrados y su rendimiento es muy bueno; conozco casos de corredores de elite que la noche anterior al maratón cenan un buen corte de carne y al día siguiente están entre los primeros lugares.

Unos y otros pueden defender sus dietas desde todos los puntos de vista, ya sea por costumbre, por valor energético, por su proceso digestivo, etcétera. Lo que sí es cierto, es que la maratón es más que alimentación, es mentalidad y confianza en uno mismo.

Por otro lado, con el "tanque lleno de combustible", pero sin planear la carrera, a los pocos kilómetros pagaremos las consecuencias de acelerar sin un plan bien diseñado y no por ello la dieta es la culpable del fracaso.

¿Qué comes antes, durante y después del maratón?

Normalmente, el día del maratón no desayuno; siempre he pensado que llevar el estómago lleno me puede causar molestias; por otro lado, el desayuno, la comida y la cena de los días anteriores han saturado mis músculos e hígado de energía, así que me siento y estoy con el "tanque lleno". Lo que sí acostumbro es tomar agua y café para acelerar el esfínter y no tener deseos de decargar del vientre a la mitad del camino.

Cuando corro un ultramaratón, sí acostumbro comer por la mañana, muy temprano, un plátano y un yogur, para poder soportar las 8 o 12 horas de esfuerzo.

Durante la maratón, rara vez como algún alimento sólido, por ejemplo, la mitad o la cuarta parte de un plátano. Pero siempre tomo líquidos como agua, Enerplex, Gatorade, suero y, algunas veces, Power-Gel y Coca-Cola.

El Power-Gel (semen de toro) y la Coca-Cola (agua de cañería de Brooklyn) los he consumido en los últimos kilómetros sabiendo que son casi azúcar pura y el organismo no puede mantenerse mucho tiempo con esta carga, ya que puede ocurrir el "efecto rebote".

Cuando he corrido ultramaratones de 50, 63 y 84 km siempre como algún alimento sólido durante el recorrido, por ejemplo, plátanos, yogurt granola, quesadillas de papa y hasta pinole. Después de 5 horas de esfuerzo, sé que mi cuerpo necesita carbohidratos de buena calidad y de fácil digestión para poder continuar.

Al final del maratón o de un "ultra", lo primero que hago es tomar varios tragos de Coca-Cola a la temperatura ambiente, espero unos momentos mientras el azúcar fluye por el torrente sanguíneo y después me tomo 1, 2 o 3 cervezas para acelerar el proceso de la orina, y así desechar de los riñones todas las toxinas acumuladas a lo largo del camino.

¿Cómo aumentar los kilómetros?

1. El aumento de kilometraje debe ser gradual para evitar lesiones.

2. Semana a semana, los aumentos no deben exceder 20%.

3. Si en la primera semana corres 50 km, la segunda no debes exceder los 60 km.

4. De esa forma, la tercera semana yo no corro más de 72 km.

5. Así, la última semana del mes, mi kilometraje no pasa de los 88 km, aproximadamente.

6. Los 88 km deberán estar distribuidos en los días de la semana, ya sea con un día de descanso o sin él.

7. Al distribuir el total de kilómetros, debes alternar la carga de trabajo, un día más kilometraje o tiempo y otro día menos.

8. El entrenamiento para adquirir velocidad (intervalos o repeticiones) no deberá exceder más allá de 15% del total de kilometraje.

30 años de la aventura de correr en México

Hace más de 30 años, el deporte de correr que hoy nos reúne en parques y jardines o en las calles de la ciudad era una simple moda para la mayoría de espíritus terrenales. No me refiero a los monstruos del atletismo de gran resistencia, que hubo y que hay en México, como Juan Máximo Martínez "El Chicles" Villanueva; Fidel Negrete "El Sope" Pérez; y, más cercanos, Rodolfo Gómez, José Gómez o, de un tiempo para acá, Dionisio Cerón, Germán Silva, Arturo Barrios y muchos otros. No, cuando me refiero al "mundo terrenal" estoy hablando del común de las personas que no vivimos de correr, pero que pensamos que dicha actividad nos permitirá tener una mejor calidad de vida.

Cuando nos iniciamos en este deporte, muchos sufrimos el llamado "síndrome del campeón". Sí, después de una tarde de ver televisión, al leer una revista deportiva o, ¿por qué no?, luego de ver una película donde resaltan las hazañas de algún campeón, o las proezas de un personaje como tú o yo, ni tardos ni perezosos, nos calzamos los Dunlop, los Superfaro, los Decatlón o, por lo menos, unos zapatos tipo mocasín, y nos lanzamos a correr, imitando a los personajes motivo de nuestra inspiración. Comenzamos a correr más con el corazón que con el cerebro, con "ansias de novillero", con gran ímpetu hacia la conquista de nuestras metas pero... ¿cuánto dura eso?

Desgraciadamente, muy poco; quizá unos días, pues no tarda en aparecer "ese pequeño dolor", que se convierte en un llamado de auxilio de nuestro cuerpo, que a gritos nos dice: "¡Párale, por el amor de Dios, o me dejo caer!" Entonces no hay más remedio que parar, "ir del gozo al pozo".

¿Qué hacer? ¿En dónde está la falla? Habemos otros que recurrimos al doctor Cooper, quien nos guia mediante los "puntos" al progreso deseado, en forma lenta pero segura; sin embargo, nuevamente, se manifiesta "la maldición del corredor novato": aparece un dolor insoportable en el talón, en el tobillo, en la rodilla, en la pantorrilla o en el muslo.

Después de probar cremas, pomadas, fomentos, hierbas mágicas y demás ungüentos sin resultados, de pronto ya estábamos en la sala de espera del médico familiar o recomendado por los parientes o amigos. Pero este doctor, desgraciadamente, poco o nada sabe de medicina deportiva...

"Señor Cortés, pase por favor", escucho decir a una guapa enfermera. Con mucho temor, nos tendíamos en la plancha, en espera de la auscultación táctil. "¿Qué me dirá?"; no dejo de sentir aquel nerviosismo por lo desconocido. "¿Podré o no podré? ¿Estaré bien o mal?" Finalmente, el doctor, tomándose con la mano derecha la barbilla y con rostro interrogativo me dice: "¿Desde cuándo le duele? ¿Por qué corre?" Después de responder al interrogatorio, me vuelve a decir: "Sabe que lo que usted debe hacer es ¡dejar de correr!". Como fulminado por un rayo, tardo algunos minutos en reponerme, veo pasar por mi mente las carreras en las cuales he disfrutado plenamente del placer de correr con mis amigos, esas mañanas o tardes que he vivido intensamente, el bosque, la ciudad misma. Haciendo alarde de fortaleza física y, plenamente repuesto, le respondo: "Doctor, si dejo de correr probablemente me alivie del pie; pero seguro me voy a enfermar de la cabeza, como muchos de los que vivimos en esta gran ciudad".

Ya fuera del consultorio médico, recuerdo lo que el doctor Sheehan dice en uno de sus libros: "El principal enemigo del corredor es el médico que tiene poca información o que sabe poco o nada sobre medicina deportiva".

Deambulando entre las calles, de aquí para allá, consultando a un médico y a otro, a un yerbero y a un "sobador", me topé, sin darme cuenta, con la experiencia médica más fascinante que un corredor se pueda imaginar. Todo corredor lesionado sabe que nunca falta quien quiera fungir como el "sabelotodo", aquél que te puede curar, el dueño de las artes hipócritas, pues uno de esos sabios un día me dijo: "Señor, yo puedo curarlo, por medio de energía vital puedo maniobrar todo aquello que está mal en su cuerpo y tal vez en su alma. Las líneas astrales no fueron favorables el día que se lastimó; es más, no quería decirle, pero cuando yo curo, entro en comunicación con Dios". Al escuchar esto me quedé sorprendido y lo único que se me ocurrió decir fue: "¡Ay, güey!"

La desesperación y angustia de no poder correr, me llevaron a aceptar a ese chamán; 2 o 3 pases mágicos acompañados de 2 sobadas y 500 pesos fueron suficientes para que mi cuerpo reaccionara negativamente; el dolor seguía, estaba escrito que otro sería el camino que me llevaría a la salud y por consiguiente al placer de correr. Salí del improvisado consultorio, decepcionado y triste.

Pasaron los días, y yo caminaba y trotaba siempre acompañado de mi lesión, estaba escrito que necesitaba encontrar un médico que supiera acerca de los problemas deportivos; finalmente, después del reposo y del encuentro conmigo mismo, logré salir del problema y de nuevo me aventuré en el juego de correr.

Con el paso de los años, entendí que todo en la vida es armonía: armonía entre nuestro cuerpo y el deporte de correr; armonía entre el cuerpo y la alimentación, el descanso y la vida diaria; así como equilibrio: equilibrio óseo y muscular, las lesiones nos aquejan cuando se rompe el equilibrio por diversas causas como una pierna más corta, un par de tenis desgastados, correr en superficies muy inclinadas o muy duras, incluso tener dedo de Morton (el segundo dedo, después del dedo grande del pie, es más largo).

Con el tiempo también comprendí que el inicio de este deporte es como el inicio de nuestra vida: todos necesitamos de un guía que nos oriente para desarrollar nuestro potencial. Después de los primeros años de vida podemos caminar, movernos y correr solos sin la ayuda de un guía. Cuando seamos capaces de saber o entender cuál es el ritmo de nuestro movimiento, el que nos fue asignado genéticamente; es decir, qué tan rápido o qué tan lento debemos correr, sólo entonces entenderemos que cada persona tiene su propio paso ritmo; fuimos hechos de diferente forma y nadie va a correr por nosotros, es nuestra vida, nuestra carrera; por mucho que nos hagamos acompañar, que tengamos un guía o un compañero para correr, tarde o temprano viajaremos solos, aun junto a millones de seres que buscan, como tú o yo, su propia realización.

Sé muy bien que debo tener cuidado con aquellos que se dicen dueños de la verdad "hipocrática". Un mal paso, una mala cirugía, y adiós carrera, adiós libertad, adiós alas que hasta ahora, bien o mal, me han llevado al mundo de la libertad.

Dice el doctor Sheehan: "De 3 cosas debemos cuidarnos los corredores: la primera son los automóviles; bueno, más bien de quienes los manejan; pero el peligro disminuye cuando corremos en sentido contrario a su dirección; la segunda son los perros; cuántos de nosotros no hemos padecido la 'corretiza' de un perro; cuántas veces no hemos oído al dueño del perro decir: '¡No hace nada!, no muerde'. Sin embargo, el peligro disminuye sacándole la vuelta, o bien el perro se acostumbra a vernos y, al cabo de un tiempo, nos ve pasar y no se digna ni a levantarse; la tercera, y la más peligrosa, son los médicos; pero los médicos que poco o nada saben de la medicina del deporte o de las enfermedades de la salud; aquí sí ni corriendo en sentido opuesto, ni dando la vuelta nos escapamos. No hay nada como la medicina preventiva, el fortalecimiento del cuerpo y la buena alimentación; no dudo que en el camino sea posible encontrarnos con un conocedor del cuerpo humano que nos ayude a sanar de una dolencia o lesión de salud".

Hace más de 30 años se inició este deporte como una actividad popular; hombres y mujeres, ante la mirada crítica de ciudadanos comunes y corrientes, se lanzaron a las calles en busca de libertad, de su gusto por el juego de correr; una playera, un *short* y un par de tenis fueron suficientes para conquistar las calles de la ciudad, para ganar espacios y, de cierta forma, reinventar aquel viejo eslogan: "Lo importante no es ganar, sino competir"; pero, con paso del tiempo, y dadas las circunstancias de la dinámica citadina, ahora competir es también ganar. Sí, aquello que se inició como una moda hoy es una necesidad, es el juego del hombre cosmopolita, un juego que ha cambiado vidas en pleno siglo XXI. Hombres y mujeres atrapados en la cotidianidad, que han sabido regalarse tiempo, ese tiempo olvidado que nos permite ser mejores, que nos hace pensar, que nos sumerge en nosotros mismos, reflexionando y encontrando respuestas.

Correr y correr, no por prisa... Correr por el reencuentro con el hombre primitivo que todos llevamos dentro, aquél que era libre de ataduras y dueño de su andar.

Más de 30 años han transcurrido, correr como deporte ha quedado atrás, la vida citadina nos ha obligado al movimiento, a ése que en los pasados años era sinónimo de vida.

Preguntas y respuestas

(Segunda parte)

1. **¿Qué significa para ti correr?**

   Cuando corro, por momentos soy atleta, también puedo ser un poeta o un filósofo, como dice el doctor Sheehan, ya que correr me aleja de lo cotidiano, permitiéndome desprenderme de una ciudad que, de manera silenciosa, poco a poco, nos acaba. Correr me hace recordar que soy un ser humano con cualidades y defectos.

2. **¿De qué te sirve correr?**

   Un día me dijeron que correr era bueno para la salud. Hace muchos años supe que esta actividad hacía que me reencontrara consciente o inconscientemente con el pasado, con aquel hombre primitivo, con mis orígenes. Gracias a este deporte he descubierto el potencial de mi mente y de mi cuerpo. Me he reencontrado con la libertad. No sólo es benéfico para la salud, sino que nos proporciona algo más profundo, algo que va más allá que la acción de mover el cuerpo, y creo que debe ser eso lo que hasta ahora me ha impedido dejar de correr.

3. **¿Corres por gusto o por obligación?**

   Corro por gusto, corro por el placer de contemplar, corro por el disfrute de comunicarme con mis amigos; corro porque es un juego que me divierte, corro porque tengo tiempo, primero corro y después trabajo, siempre ha sido así y así será. Yo, contrariamente a Ulises, me he dejado encantar por las sirenas que corren.

4. **¿Correr tiene alguna importancia social?**

No sé; lo que sí sé es que para mí es importante, porque yo lo hago importante y valioso y sólo yo puedo valorarlo en su real dimensión.

5. **¿Los corredores de larga distancia generalmente se quedan solos?**

A los corredores de larga distancia no nos asusta la soledad, es más, en ocasiones la buscamos. Una larga avenida, un domingo por la mañana, o un camino en la montaña es todo lo que necesitamos para pensar y descubrirnos a nosotros mismos.

6. **¿Correr eleva tu autoestima?**

Yo y muchos de mis compañeros corredores hemos encontrado en esta actividad una forma de valorarnos a nosotros mismos; sí, correr nos ha convertido en las personas que siempre hemos querido ser: fuertes, seguros y capaces.

7. **¿No te sientes raro, o con pena, cuando corres en la calle?**

Nosotros los corredores hemos construido nuestras propias leyes, a lo largo de los años hemos corrido con nuestras normas, corremos libres de todo convencionalismo por las calles y avenidas ante la mirada interrogativa y por momentos agresiva de ciudadanos y automovilistas, quienes, al no ser protagonistas, se sienten lastimados en sus espacios.

8. **Cuando corres, ¿siempre pretendes llegar en primer lugar?**

No me importa ser el primero o el último, soy un corredor creativo y honesto conmigo mismo, ya que siempre trato de dar lo mejor de acuerdo con mis capacidades, edad y entrenamiento. Durante los años que he caminado por las montañas, he aprendido que el reto y la competencia es con uno mismo, yo sólo padezco la agonía y disfruto plenamente del éxtasis.

9. ¿Qué piensas acerca del dolor?

Un día tuve que enfrentarme con el dolor, siempre supe que ese momento llegaría; sin embargo, mi cuerpo y mente no se intimidaron y salí victorioso. Ese día aprendí que es necesario afrontar los retos, por dolorosos que sean, ya que sólo así es posible darse cuenta de lo que nuestra mente y cuerpo son capaces de hacer. Maratón, montaña y la vida misma son retos que me han hecho valorar lo que soy y lo que tengo.

10. ¿Cómo es el corazón de un atleta?

El corredor posee un corazón de mayor tamaño que el normal, es muy resistente, satisface las demandas de oxígeno que necesitan los músculos; funciona como una eficiente bomba que, día con día, carrera a carrera, se fortalece y crece.

11. ¿Qué ocurre con el entrenamiento si un día no corremos?

Los programas de entrenamiento son guías y nada más, por lo tanto, no debemos angustiarnos si, uno o dos días, no seguimos el programa al pie de la letra. Los entrenadores lo saben y lo aceptan. Yo cuando, por gusto o enfermedad, dejo de correr uno o dos días, el tercero regreso y realizo la rutina de ese día y me olvido de los dos últimos.

12. ¿Cómo debo correr largas distancias?

Para llegar a correr durante muchas horas se necesita paciencia, poco a poco, nuestro cuerpo y mente se adaptan al movimiento. Tenemos que correr a un ritmo tal que sea posible mantener una conversación con un compañero; sin embargo, cuando se corre solo, debemos ser capaces de no perder la concentración, respirar con normalidad, estar atentos a las palpitaciones del corazón y a nuestra percepción del entorno siempre como un objetivo: hacer que correr por horas sea algo tan fácil como volar lo es para las aves.

13. **¿Es recomendable correr solo o acompañado?**

Cuando era principiante en el arte de correr, no me era muy agradable correr solo; afortunadamente, me encontré con un grupo de amigos en la pista del "Sope", haciendo que correr fuera placentero. Yo recomiendo que al inicio se haga acompañado de un amigo, lo cual, además de cumplir con el objetivo principal, que es correr y moverse, cumple con otros objetivos, como la motivación mutua y la comunicación.

Sin embargo, ahora que me preparo para correr un maratón, puedo hacerlo con o sin compañía. Corro solo o acompañado, pero siempre atento al entorno, dispuesto a correr y a contemplar, para que el entrenamiento sea aún más agradable, pero no olvido que el día de la maratón nadie estará conmigo, yo y sólo yo debo correr a lo largo de 42.195 km.

14. **¿Cómo debemos actuar en caso de sufrir una lesión?**

Los expertos recomiendan -y yo lo he experimentado- que cuando ocurre una lesión lo primero que debes hacer es colocar hielo en el área afectada, ya sea en rodilla, tobillo, tendón de Aquiles, etcétera. El hielo hace que los vasos, venas y arterias se contraigan y, al dejar de actuar, se dilatan para que fluya más la sangre. Después se puede usar un fomento caliente durante 4 o 5 minutos, para incrementar la dilatación. Yo alterno hielo y calor por espacios de 5 minutos.

15. **¿Qué beneficios se logran al correr LSD?** (*Long Slow Distance*)

Físicamente se logra una gran resistencia; siempre recomiendo correr largas distancias como parte de la preparación para un maratón. Por otro lado, correr lento durante mucho tiempo, o muchos kilómetros, me ha hecho muy receptivo; mis sentidos se agudizan, ahora soy capaz de percibir olores diferentes, estoy atento al ruido y al silencio, mi vista capta todo a 360°. Correr largas distancias a paso lento me permite adentrarme en mi ciudad y en el universo. Correr sin un destino, descubrir a cada paso algo nuevo, como en el amar, adentrarse en lo desconocido, despertando nuevos sentimientos; correr por el bosque, ser parte del todo, correr y amar hasta desfallecer, y de ahí, de la nada, reiniciar como un hombre nuevo, y todo por el placer de correr y la aventura que a nosotros nos hace diferentes en el disfrute de correr y de amar.

16. ¿Por qué se dice que el corredor es un adicto?

El doctor Sheehan dice: "El adicto no siempre intenta huir de la realidad, sino que trata de encontrarse a sí mismo. Los corredores hacemos lo mismo, pero de un modo constructivo, continuamente satisfactorio, maduro y enriquecedor". En el libro *El placer de correr*, el doctor Thaddeus Kostrubala dice: "La obsesión de correr es en realidad la obsesión por alcanzar un potencial de vida cada vez mayor".

Correr como un juego, pero no solamente para aliviar las tensiones o como algo que nos prepare para el mundo real; siempre debemos hacerlo apasionadamente, como si la vida dependiera de ello, ya que es la única forma de que correr signifique algo.

17. ¿Por qué se relaciona la maratón con la vida?

El doctor Sheehan fue capaz de relacionar a un héroe mitológico con el deporte de correr y con la vida misma. Ulises, aquel héroe mitológico de *La Odisea* de Homero, triunfa; pero no por ser un atleta, sino por su resistencia, acepta lo que cada día puede traerle. Como el Ulises de James Joyce, ese hombre, como tú o como yo, que sobrevive un día en la ciudad. Leopoldo Blum, al igual que el Ulises de Homero, puede doblarse pero no se quiebra, acepta la vida tal como es y por eso sobrevive. Así es la maratón, cada kilómetro, como cada día, son iguales pero diferentes, y debemos aprender a resistirlos para salir triunfadores.

18. ¿Cómo debo correr la maratón?

Ritmo, ritmo y más ritmo; 5, 10, 15, 20 km o la maratón misma, nadie puede experimentar por mí la angustia que siento y lo que le ocurre a mi sistema cardiovascular cuando corro a un ritmo que no es el mío. Cada persona debe correr a su propio ritmo. Todos fuimos hechos de diferente forma, dentro de nosotros están combinados los elementos químicos que constituyen toda la materia del universo.

19. ¿Qué medicamento usas en caso de lesión?

Las farmacias tienen muchos fármacos que, día con día, los grandes laboratorios producen con el fin de aliviar el dolor humano y llenar los bolsillos de los empresarios.

Hasta hace algunos años era muy difícil encontrar médicos que nos dieran el remedio adecuado. Afortunadamente, ha aumentado la cantidad de corredores en México y en el mundo, por tal razón y a base de "ensayo y error", los médicos del deporte se han esforzado más para encontrar la solución a los problemas de la salud.

Como todos los que corremos por juego, gusto o adicción, yo también recurro primeramente, por consejo de un médico, a los desinflamatorios, acompañados de fármacos para el dolor, y alterno hielo y fomentos de agua caliente en la parte afectada. Esto dura por lo regular dos o tres días, dependiendo del problema, en caso contrario el tratamiento dura más tiempo a criterio del médico.

También acostumbro masaje en la zona afectada con alguna crema, linimento o pomada mágica, esto produce calor, los vasos se dilatan y se facilita la irrigación sanguínea acelerando la curación.

Finalmente, si la lesión es en tobillo, rodilla, muslo, pantorrilla, etcétera, es conveniente (yo lo hago) colocar una venda, tobillera o muslera, con la finalidad de dar mayor seguridad y firmeza a los movimientos.

20. ¿Recomiendas la medicina alternativa?

Cuando estuve lesionado durante dos años, recurri a todo tipo de remedios: alópatas, homeópata, acupuntura, magnetoterapia, brebajes mágicos y pócimas ancestrales utilizadas en la Edad Media.

De acuerdo con el artículo: *Voodoo Science: The Road From Foolishness to Fraud*, Robert Parkm, Oxford, 2000, "El dolor es una señal que recibe el cerebro indicando que algo está mal en nuestro cuerpo y que requiere atención, la señal se induce, se dirige al lugar donde hay inflamación, ésta se debe a que los glóbulos blancos, que son las defensas del organismo, producen unas sustancias llamadas prostaglandinas". Hasta aquí todo está bien, nosotros los corredores, cuando nos lesionamos rodilla, tobillo, muslo, pantorrilla, etcétera, generalmente tenemos inflamación y dolor en la zona afectada.

Continuando con lo que dice el artículo: "Todos los fármacos que utilizamos para aliviar el dolor, bloquean la producción de prostaglandinas; existen algunas técnicas utilizadas muchos años antes y en la actualidad actúan de forma parecida, el efecto placebo (yo lo llamo fe) es un "engaño" para el cerebro, ya que le hace pensar que lo que está en el cuerpo ya se está atendiendo, haciendo que el dolor disminuya produciéndose simultáneamente los neuromoduladores llamadas endorfinas, las cuales no bloquean la producción de prostaglandinas, sino que eliminan su efecto".

Ahora todo es fácil de entender, ya que está comprobado, científicamente, que correr hace que el organismo libere endorfinas y esto, a su vez, elimina el efecto de la tensión que aumenta el ritmo cardiaco, la presión arterial y la respiración, tan comunes en el hombre moderno y que además ocasionan que la curación se retarde.

En resumen diría que las técnicas de la medicina alternativa, en algunos casos, producen el "efecto placebo" y eso es positivo; además, si corremos a menudo beneficiaremos aún más a nuestro cuerpo.

5 puntos básicos para adquirir un par de tenis

La vida de un par de tenis depende de su uso, y no siempre los más bonitos son los que más te convienen.

Procura siempre:

1. Que sean un número y medio más grande que tu número de zapato de calle.
2. Que sean flexibles (que se doblen fácilmente de la parte delantera).
3. Que la horma sea vertical, vistos en una superficie plana del talón hacia delante.
4. Que tengan talonera de gel o aire, resistente y amortiguadora al impacto, y que sean ligeros.
5. Que no sean para personas con problemas en la pisada o con arco caído. En caso de que tú tengas ese problema, pregunta por los tenis adecuados.

Prueba del doctor Kenneth H. Cooper: 12 minutos

La prueba consiste en caminar, trotar y correr, la mayor distancia posible, en un tiempo máximo de 12 minutos.

Se recomienda que, antes de realizarla, se haya practicado un examen médico, que incluya un electrocardiograma en esfuerzo.

Con base en mi experiencia, he hecho algunas modificaciones en las distancias, pero la esencia es la misma.

La prueba se debe realizar en un terreno plano perfectamente medido. Antes de iniciar, hay que calentar músculos y articulaciones.

Se deben tomar las pulsaciones y respiración en reposo. Al final, nuevamente se miden estos parámetros, las pulsaciones deberán ser menos de 120, y las respiraciones entre 12 y 14 por minuto. Con estos datos, y los resultados de la distancia recorrida, conoceremos el estado de nuestra condición física.

Recuerda que tú pones el límite

(Distancia en kilómetros)

Hombres				
Estado	**Libre**	**Masters**	**Veterano**	**Veterano-Plus**
Excelente	4.0 km	3.5 km	3.0 km	2.8 km
Bueno	3.5 km	3.0 km	2.5 km	2.3 km
Regular	3.0 km	2.5 km	2.0 km	1.8 km
Malo	2.5 km	2.0 km	1.5 km	1.3 km

Mujeres				
Estado	**Libre**	**Masters**	**Veterano**	**Veterano-Plus**
Excelente	3.5 km	3.0 km	2.5 km	2.0 km
Bueno	3.0 km	2.5 km	2.0 km	1.5 km
Regular	2.5 km	2.0 km	1.5 km	1.0 km
Malo	2.0 km	1.5 km	1.0 km	1.0 km

Bitácora de carreras realizadas

Fecha	Distancia	Tiempo	Lugar

Bitácora de carreras realizadas

Fecha	Distancia	Tiempo	Lugar

Bitácora de carreras realizadas

Fecha	Distancia	Tiempo	Lugar

Bitácora de carreras realizadas

Fecha	Distancia	Tiempo	Lugar

Bitácora de carreras realizadas

Fecha	Distancia	Tiempo	Lugar

Esta edición se imprimió en junio de 2014,
en Grupo Impresor Mexicano, S.A. de C.V.
Av. Ferrocarril de Río Frío núm. 2,
Col. El Rodeo, C.P. 08500, México, D.F.